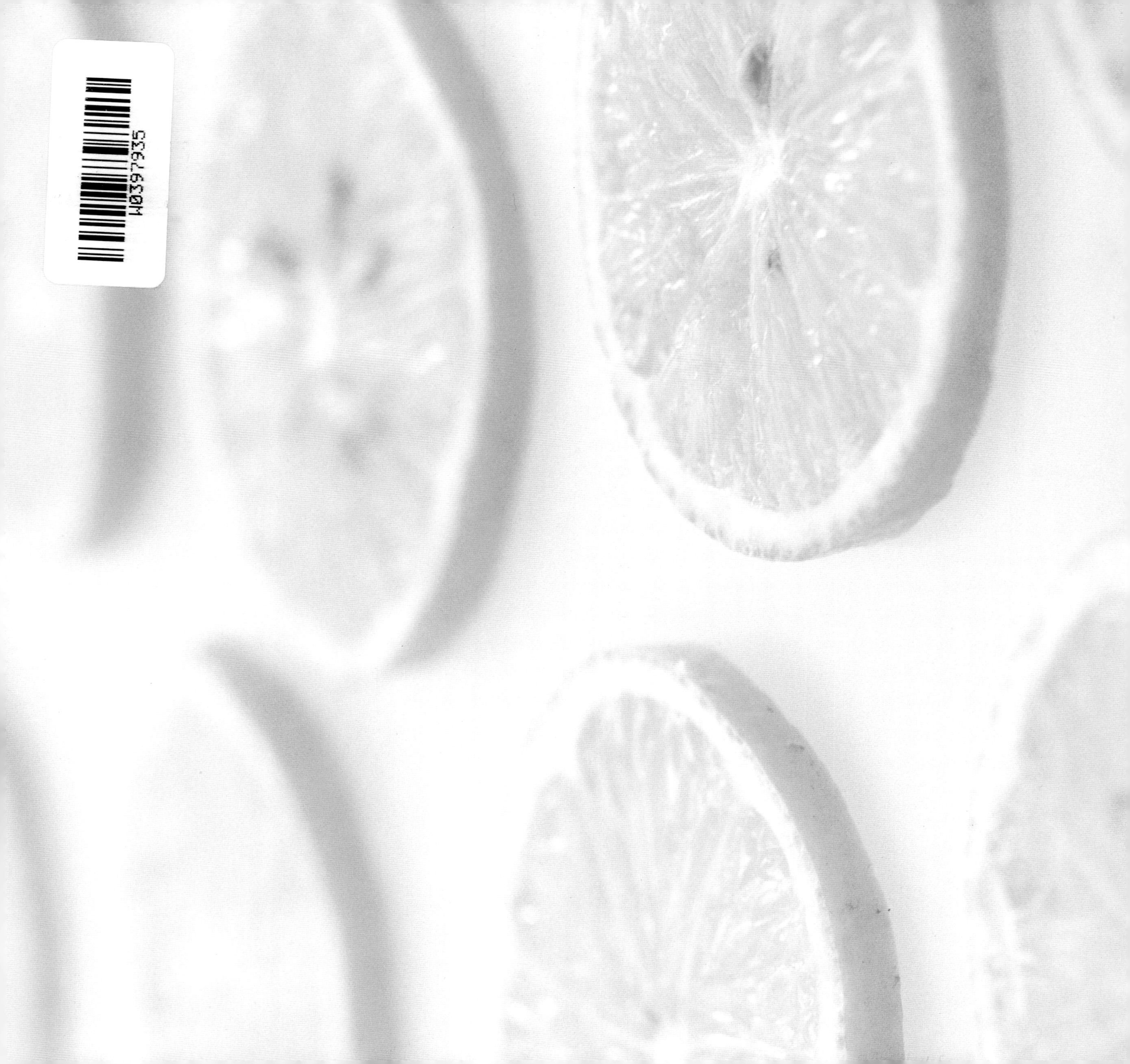

Vital *durch die Kraft* ätherischer Öle

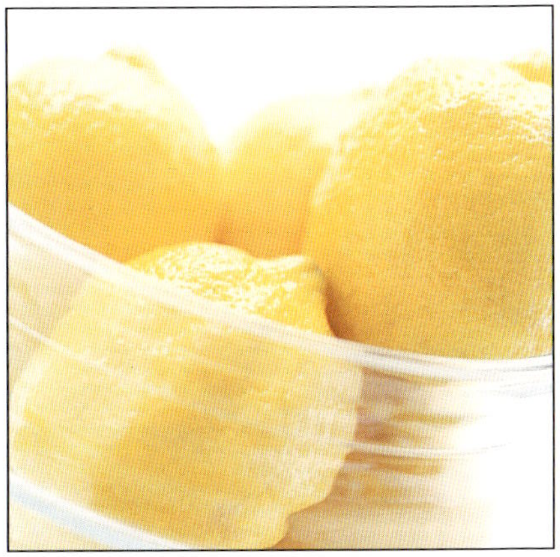

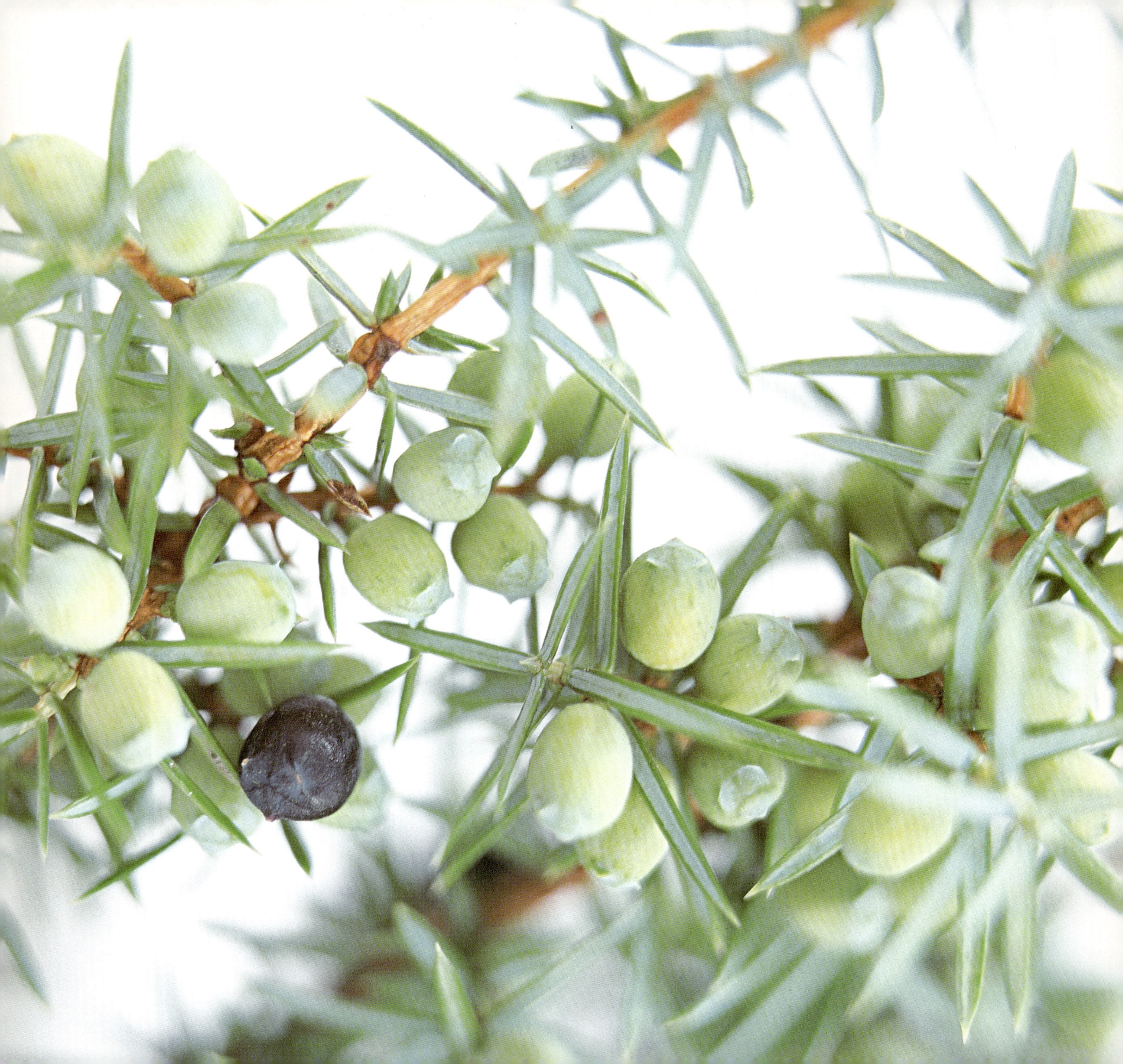

Vital

durch die Kraft

ätherischer Öle

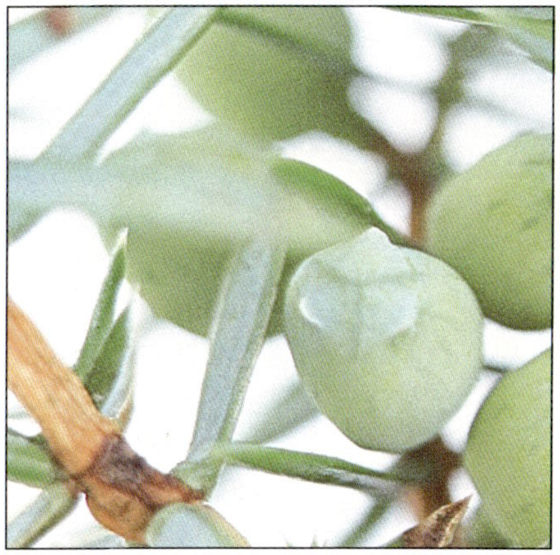

Joannah Metcalfe

Fotos von David Montgomery

naturaviva

Für meine Tochter Harriett

Impressum

Aus dem Englischen übersetzt von Martina Walter, erschienen 1999 unter der englischen Originalausgabe „Pure scents for vitality“ bei Ryland Peters & Small, London. Die deutsche Erstausgabe erschien 2001 in der NaturaViva Verlags GmbH, Weil der Stadt.

ISBN 3-935407-00-9

Hinweis

Lesen Sie vor dem Gebrauch von Ätherischen Ölen bitte den Abschnitt „Praxis der Aromatherapie“ (Seiten 74–75) und die im Verzeichnis der Ätherischen Öle aufgeführten Gegenanzeigen (Seiten 76–78). Autor und Herausgeber haben keinen Einfluss auf die Anwendung und Qualität der Ätherischen Öle und übernehmen keine Haftung für Probleme, die im Zusammenhang mit ihrer Anwendung auftreten.

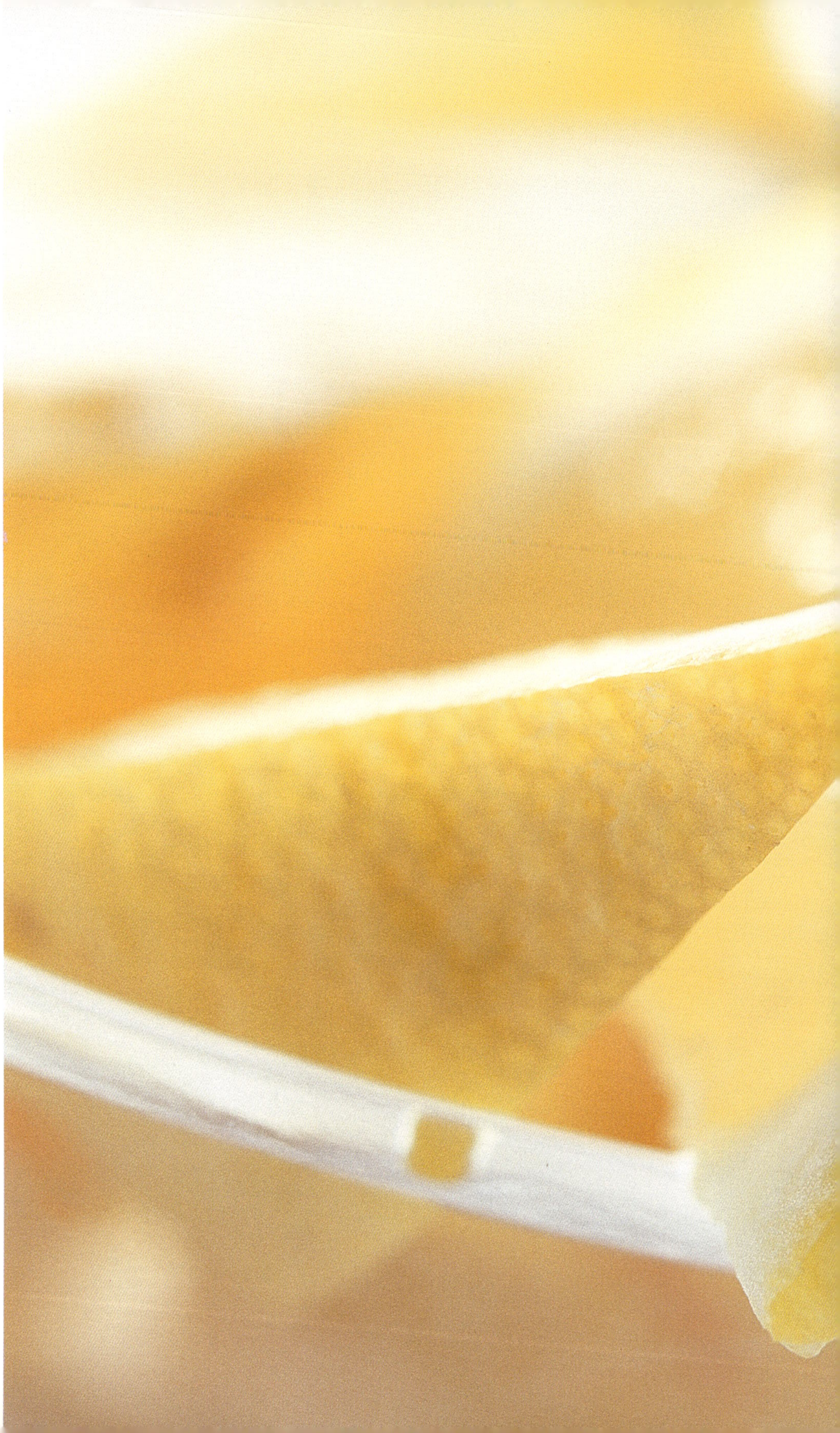

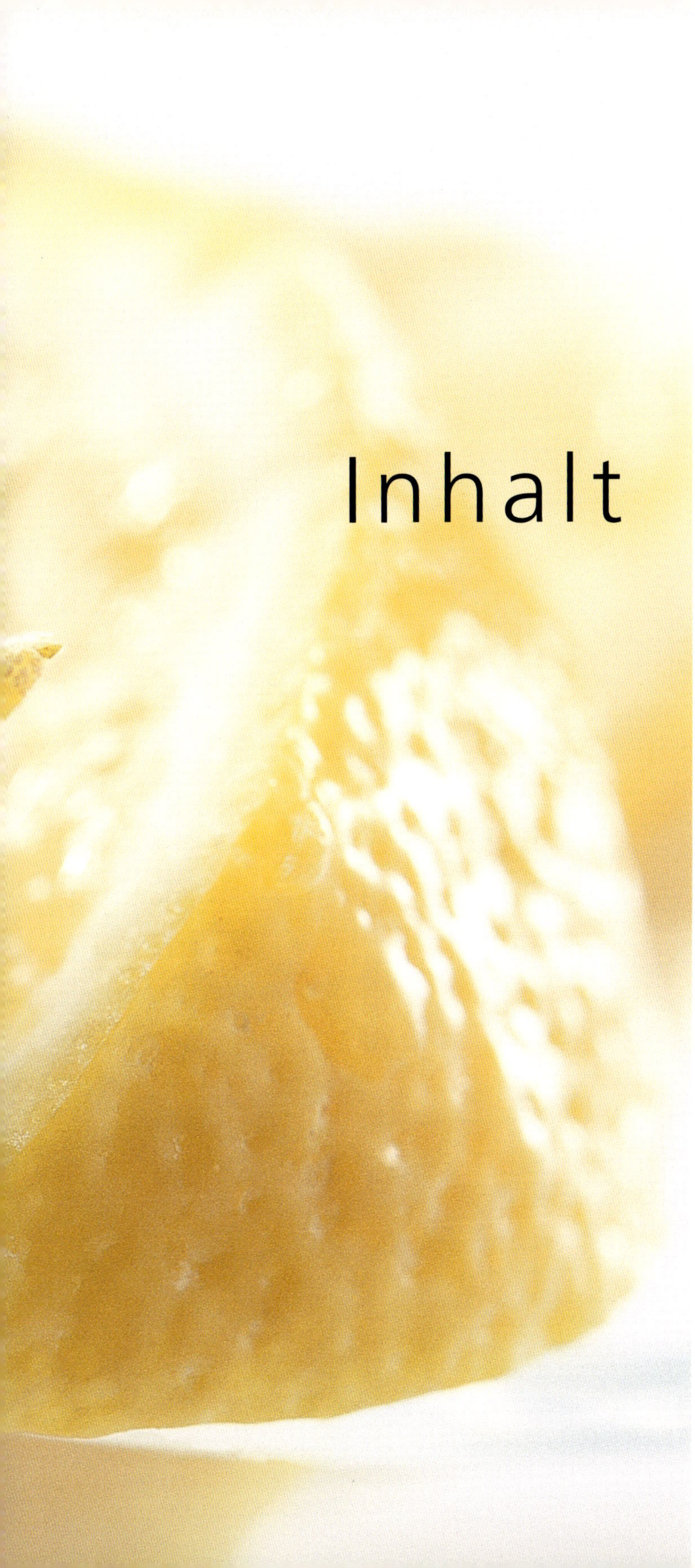

Inhalt

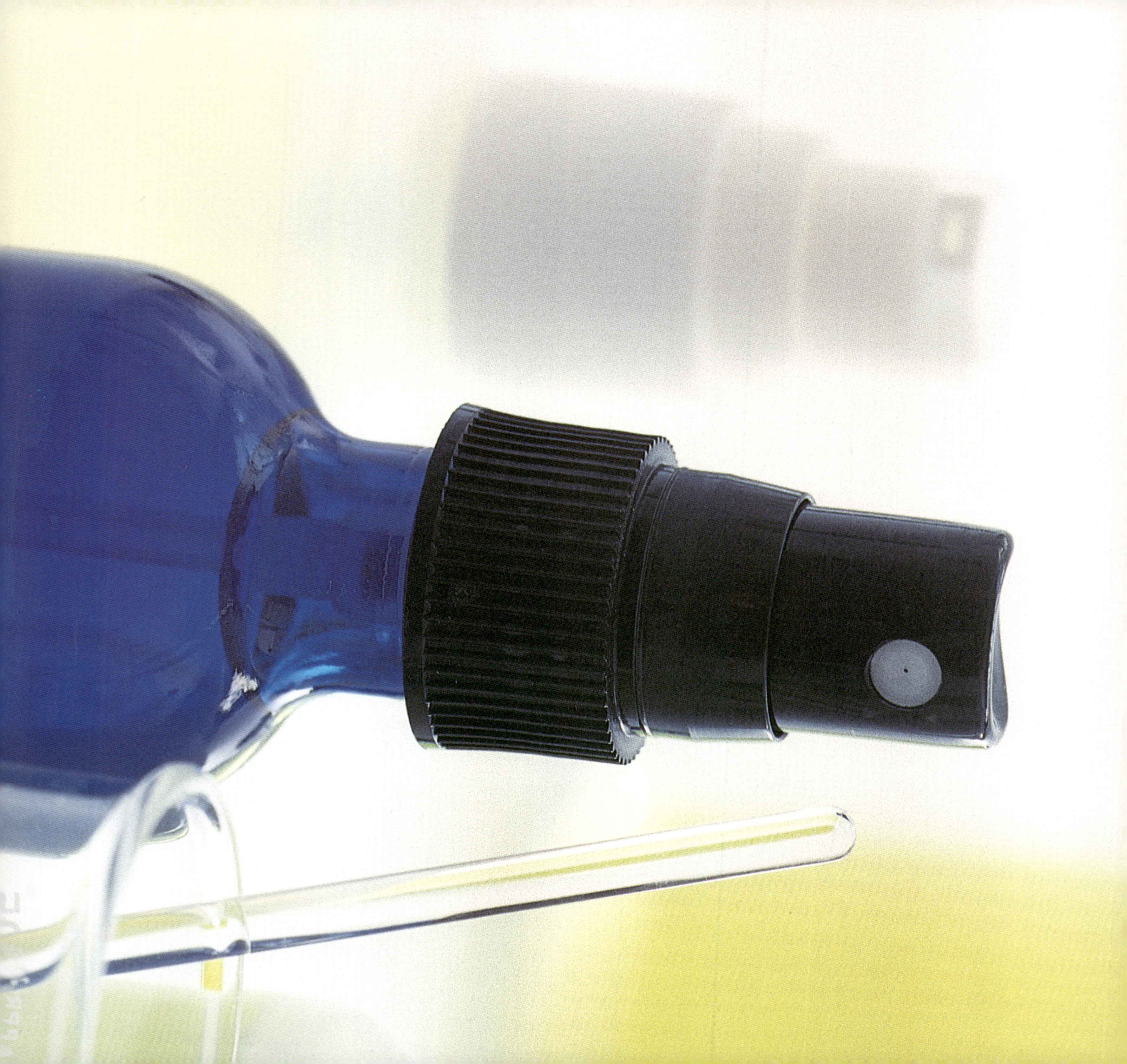

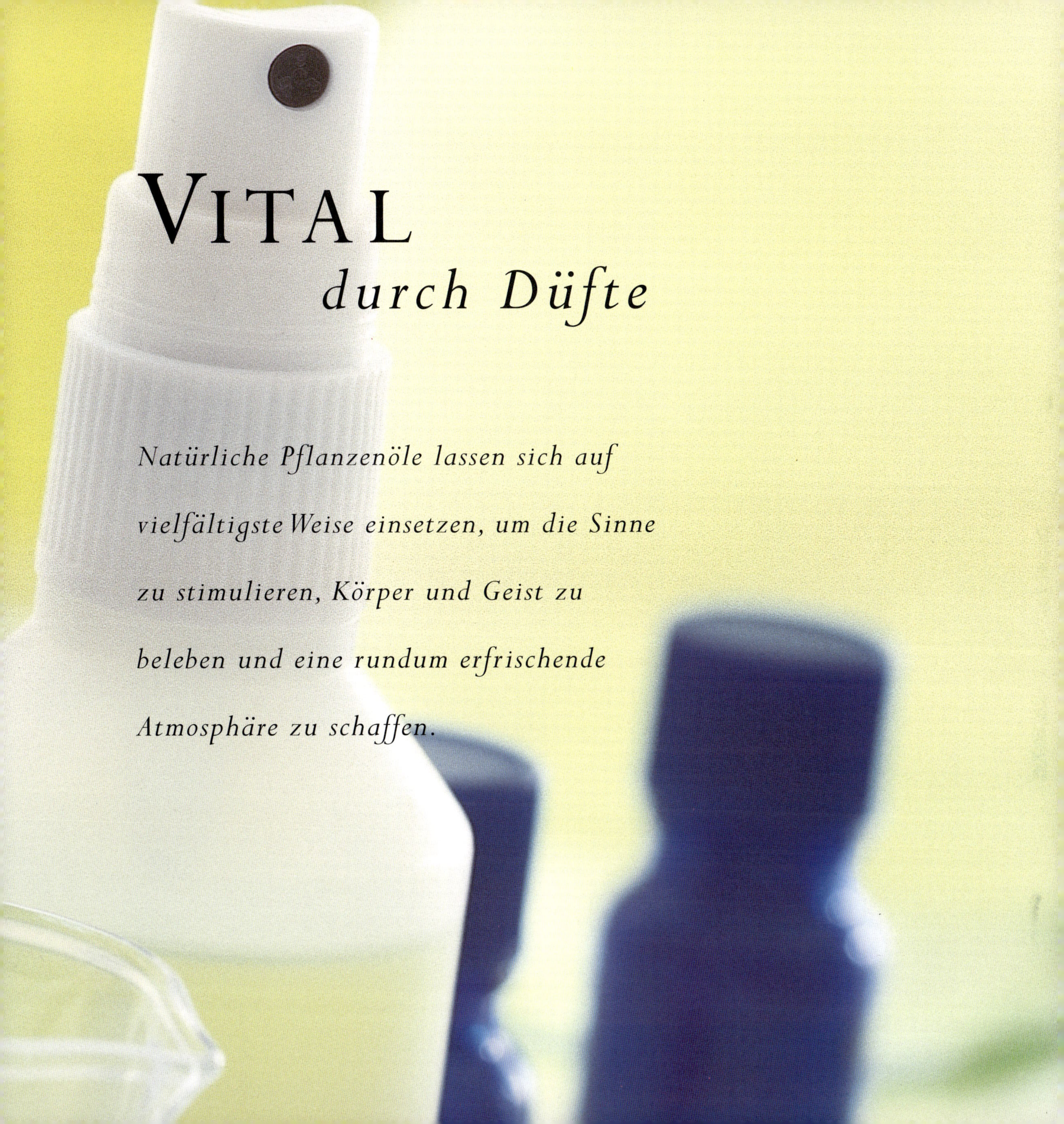

VITAL
durch Düfte

Natürliche Pflanzenöle lassen sich auf vielfältigste Weise einsetzen, um die Sinne zu stimulieren, Körper und Geist zu beleben und eine rundum erfrischende Atmosphäre zu schaffen.

Aromatherapie gestern & heute

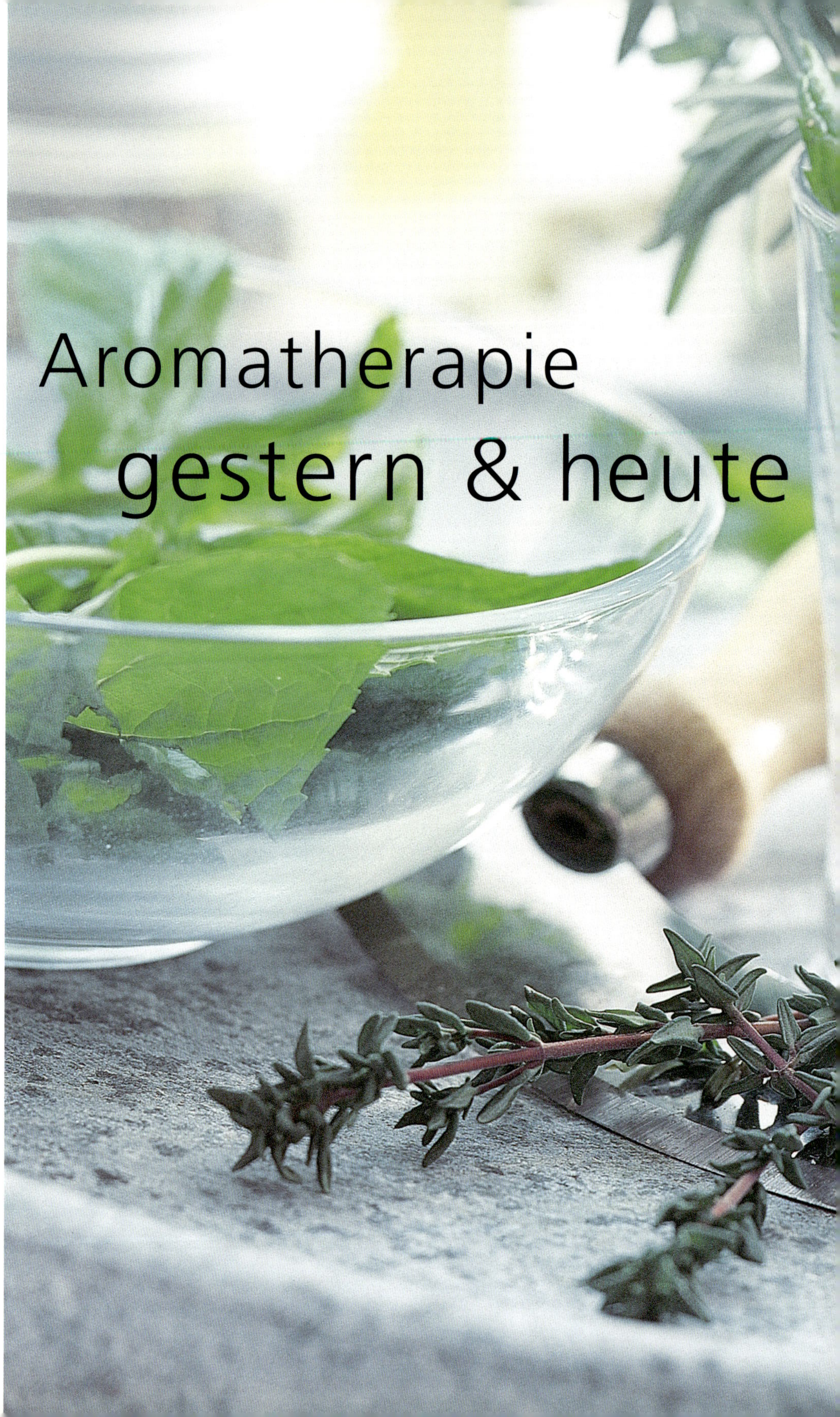

Seit Jahrtausenden werden Ätherische Öle wegen ihrer wunderbaren Düfte, ihrer Heilkraft und ihrer Wirkung auf unsere Gefühlswelt hochgeschätzt. Wahrscheinlich entdeckte man diese erbaulichen, entspannenden und stimulierenden Eigenschaften durch Inhalation des Rauchs wohlriechender Kräuter und harzhaltiger Hölzer – die Vorgänger der Räucherstäbchen. Ein Ausflug in die Geschichte Ätherischer Öle durch die Jahrhunderte gibt einen besseren Einblick in das enorme Wissen, aus dem wir schöpfen können, und das sich sehr wirkungsvoll in der heutigen Aromatherapie einsetzten lässt.

Die Kulturen des Fernen Ostens bedienen sich bis heute traditionellerweise aus den Vorräten der Natur, um Gesundheit und Vitalität wiederherzustellen und zu erhalten. In China wie auch in Indien verkörperten Ätherische Öle das „Wesentliche“ als Energiepotenzial einer Pflanze. Man verwendete sie, um schwache Energiedepots des menschlichen Organismus zu verbessern, zu beleben oder wieder aufzufüllen, sei es im körperlichen, emotionalen oder seelischen Bereich. Man sah die Verbindung zwischen Geist, Körper und Seele als gegeben an und setzte Pflanzen, die allgemein in hohem Ansehen standen, in vielen Lebensbereichen ein, insbesondere um Stimmungen und das Gefühlsleben zu verbessern und zu beleben. Taoisten, Hindi und später auch die Japaner schätzten das Verbrennen von duftenden

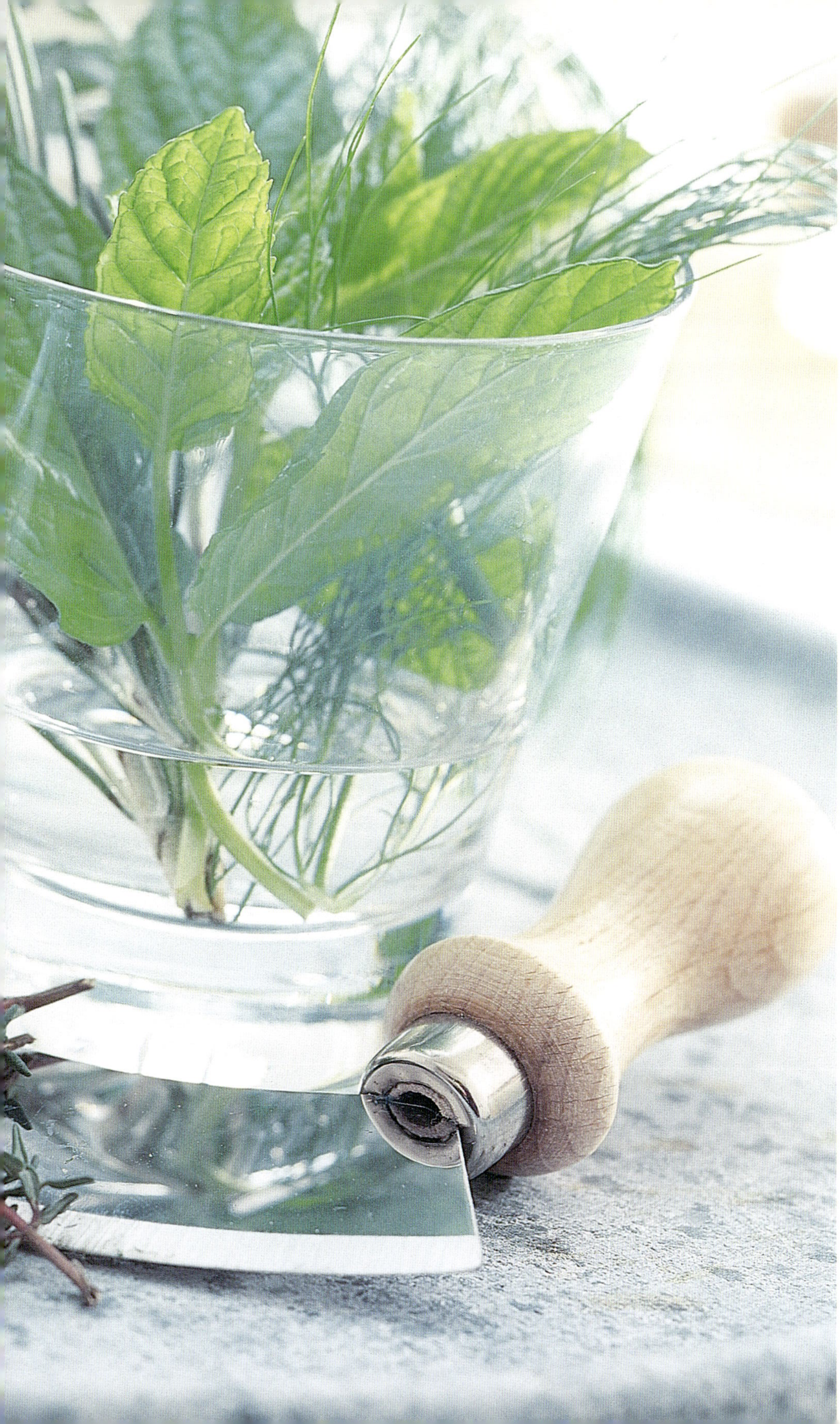

Kräutern in ihren Tempeln als Mittel, um die jeweils gewünschte Atmosphäre oder energetische Wirkung zu erzielen, oder um einen benötigten therapeutischen Effekt zu erzeugen.

Das alte Ägypten gilt als Geburtsort der Aromatherapie. Die Ägypter verehrten Blumen, duftende Pflanzen und deren Ätherische Öle und setzten sie überall im täglichen Leben ein. Man schaffte zauberhafte Wassergärten, in die sich die Wohlhabenden während der Tageshitze zurückzogen. Diese Gärten waren Farben- und Duftorgien – wohlriechende Pflanzen aus allen Winkeln des Reiches wuchsen dort, um die Sinne zu erfreuen und zu stimulieren. Die Ätherischen Öle dieser Pflanzen verwendete man als Räucherwerk, um Wohnräume und Tempel mit wohlriechendem Duft zu erfüllen und den Göttern zu huldigen. Salben, Cremes, Massageöle, Heilmittel und Parfums gehörten zum täglichen Gebrauch. Die Ägypter aromatisierten ihre Kleidung, ihr Haar und die verschiedensten Körperteile mit Ätherischen Ölen und wählten sie oft nach der jeweiligen Stimmung aus, die sie vermitteln sollten, wegen ihrer therapeutischen, desodorierenden oder antiseptischen Wirkung, und um dem Träger Schönheit, Fruchtbarkeit, Gesundheit und Vitalität zu verleihen. Die Ägypter maßen der Verbindung zwischen einer glücklichen Seele und gefühlsmäßigem Wohlbefinden große Bedeutung zu und bedienten sich der Ätherischen Öle, um den Geist auf andere Bewusstseinsebenen zu heben. Ihnen waren auch die Zusammenhänge zwischen Nahrung und deren energetische Wirkung im Körper bekannt; so empfahlen sie Heilfasten bei manchen Formen schlechter Gesundheit, um dem Körper eine Chance zu geben, sich zu reinigen und zu regenerieren. Rezepte für Weihrauch und andere duftreiche Inhalationen sowie die komplizierteren Formeln für medizinische Rezepte und stimmungsändernde Mischungen schrieben sie auf den steinernen Wänden der Räume nieder, in denen die Hohepriester ihre Kunst ausübten.

Die Kraft ätherischer Öle ist seit Tausenden von Jahren bekannt.

Die Griechen übernahmen und erweiterten das ägyptische Wissen über die Aromatherapie. Sie verwendeten frische und destillierte Blüten und trugen Blumengirlanden um Kopf und Körper, um sich aufzumuntern und positive Gefühle zu wecken: wegen ihrer erfrischenden und belebenden Wirkung waren insbesondere Rose und Hyazinthe beliebt. Hippokrates, als „Vater der Medizin" bekannt, empfahl tägliche Aromatherapie-Massagen und aromatische Bäder für ein langes Leben, Gesundheit und Vitalität. Besonders hoch schätzte man Salben auf der Basis von Pflanzenölen, die mit aromatischen Kräutern und Blüten wie beispielsweise Thymian, Salbei, Rose und Schwertlilie versetzt waren.

Von allen Kulturen pflegten die Römer den verschwenderischsten Umgang mit Aromatherapie. Sie setzten Ätherische Öle in drei verschiedenen Aufbereitungen ein: als Salben, aromatisierte Öle und parfümierte Puder. Sie hegten eine besondere Vorliebe für den reinigenden, erfrischenden und aufmunternden Effekt von Badeölen und genossen ihre Bäder vorzugsweise mit natürlichen Heilwässern. Man parfümierte Haare und Körper, Kleidung und Bettwäsche; ja, man trug wohlriechende Mischungen sogar auf die Wände der Innenräume auf.

Mit dem Niedergang Roms zogen die Ärzte und Duftkundigen in den Nahen und Fernen Osten, Arabien wurde die nächste Hochburg des Wissens über Aromatherapie. Im 11. und 12. Jahrhundert brachten Kreuzritter die exotischen fernöstlichen Essenzen und das Wissen über ihre Destillation zurück nach Europa, was zu einem Aufschwung der einheimischen Heilkräuter führte. Zu Rosmarin und Thymian gesellten sich nun Öle wie Zitrone, Ingwer, Zedern- und Sandelholz. Zu einer Zeit, in der selbst einfachste Hygieneregeln nicht beachtet wurden, schätzte man Ätherische Öle für ihre Verwendung in Parfüms, mittels derer sich unangenehme Gerüche überspielen ließen. Auch bei der Behandlung bestimmter Leiden und gegen die Ausbreitung von Infektionskrankheiten setzte man die Öle unterstützend ein. Mit der Ausweitung der Handelsrouten wurde Europa mit einem Reichtum noch exotischerer Öle und Kräuter bekannt. Zwischen dem 14. und 17. Jahrhundert priesen viele Kräuterbücher (Herbarien), die Vorzüge aromatischer Anwendungen bei körperlichen und seelischen Problemen, darunter auch die Werke N. Kulpepers, die auch in der heutigen Aromatherapie noch als Nachschlagewerk gelten.

Bis zu Beginn des 19. Jahrhunderts hatte sich Paris als Zentrum der Parfümindustrie etabliert, und hier wurde auch die Verbindung zwischen Duft und therapeutischer Wirkung neu geknüpft. 1928 definierte der Französische Chemiker René Gattefosse den Begriff „Aromatherapie" und führte ihn in die Fachwelt ein. Er entdeckte die heilende Wirkung von Lavendelöl, als er sich bei seiner Arbeit in einer Parfümfabrik die Hand verbrannte. Er tauchte sie in das nächststehende, mit Flüssigkeit gefüllte Gefäß – ein Bottich Lavendelöl –, und war erstaunt, wie schnell seine Hand daraufhin ohne Narben heilte. Seine Entdeckung rief große Aufregung hervor, und von da an begann die Entwicklung der Aromatherapie zu ihrer heutigen Form.

Seit Jahrhunderten kennt und benutzt man die wohltuend aufmunternde, entspannende oder stimulierende Wirkung des Inhalierens aromatischen Rauchs von abgebrannten Heilkräutern und harzhaltigen Holzarten. Inhalation kann helfen, die Nerven und Gefühle zu beruhigen, körperliche Spannung zu lösen und wirkt unterstützend bei Meditationen.

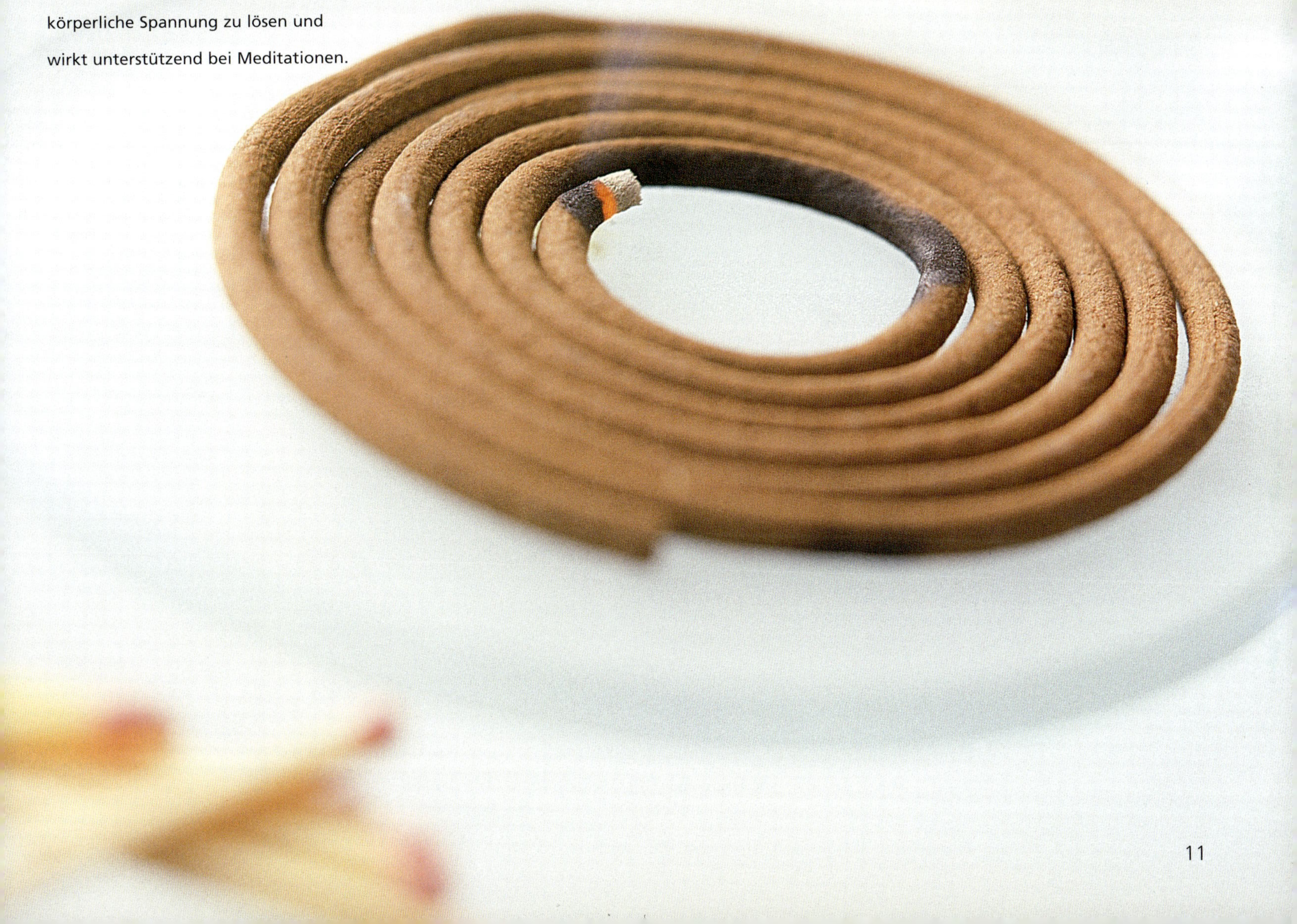

Die Herstellung Ätherischer Öle

Ätherische Öle sind hochkonzentrierte Substanzen mit einem komplizierten chemischen Aufbau. Man gewinnt sie aus Blüten, Blättern, Holz, Früchten, Samen oder Wurzeln von Pflanzen: die Öle sind von ihrer Herkunft her durch und durch natürlich. Die hochflüchtigen Ätherischen Öle werden durch bestimmte Methoden gewonnen – Kaltpressung, Enfleurage, Destillation oder Extraktion. Bei der Kaltpressung, dem einfachsten Verfahren, wird das Pflanzenmaterial wie beispielsweise Fruchtschalen einfach ausgepresst. Der Großteil an Ätherischen Ölen wird jedoch durch Wasserdampfdestillation gewonnen, bei der die Rohstoffe unter hohem Druck mit heißem Wasser erhitzt werden. Der entstehende Wasserdampf ist reich an freigesetzten Ölmolekülen. Sehr feine Blüten, wie die von Rose und Jasmin, destilliert man durch die sogenannte Enfleurage, ein teures und zeitaufwendiges Gewinnungsverfahren, da die empfindlichen Moleküle unter normalen Umständen durch die Hitze verdampft würden. Die Blütenblätter oder Blumen werden in Lösungsmittel getaucht und anschließend zentrifugiert, um das Ätherische Öl vom ebenfalls entzogenen Wachs und anderen Abfallprodukten zu trennen. Diese Mischung wird im Vakuum bei sehr niedriger Temperatur sanft destilliert, wobei sich die reinen Moleküle des Ätherischen Öls empfindlicher Blüten niederschlagen.

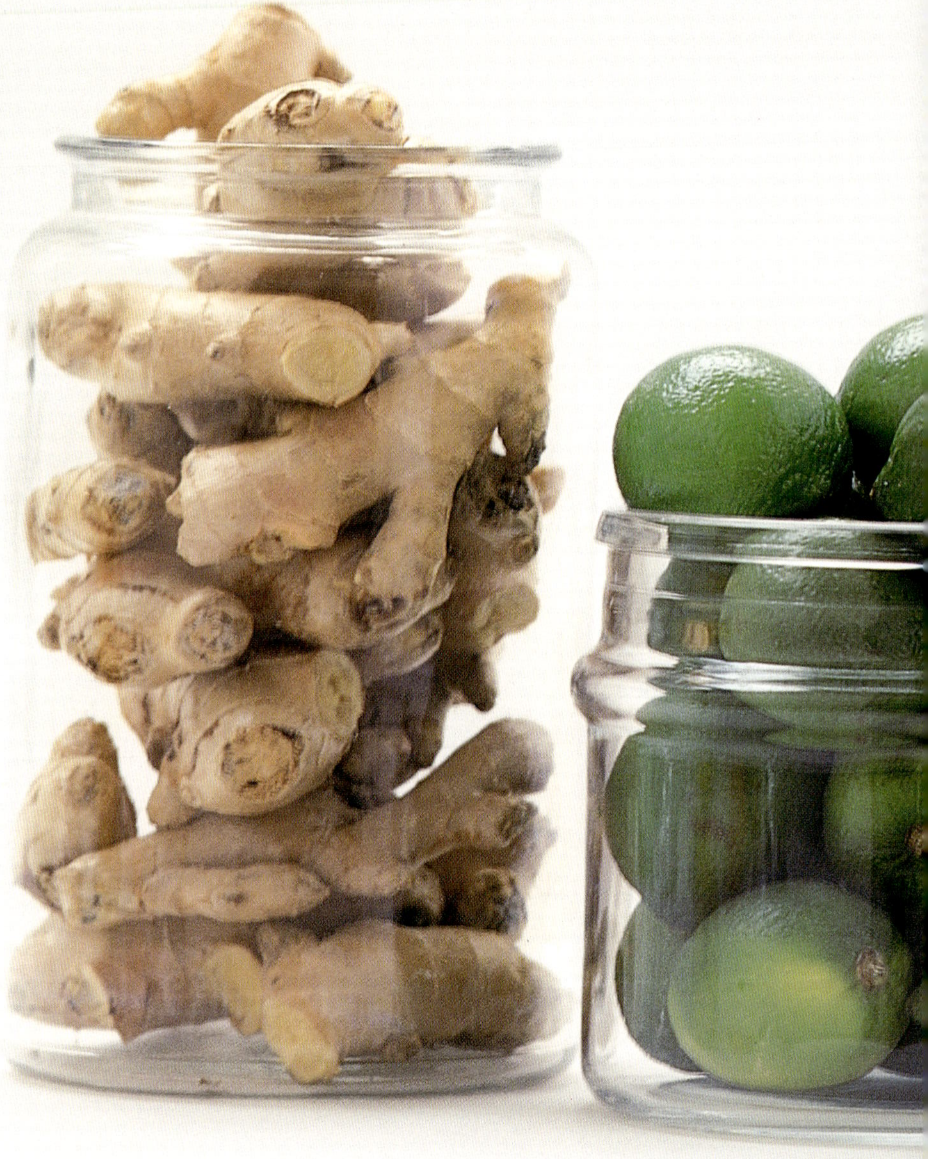

Ingweröl hat eine wärmende, aphrodisische Wirkung, welche die Sinnlichkeit verstärkt. Limette ist ein aufbauendes und erfrischendes Antidepressivum, während Zitronenöl zu einer sanften spirituellen Wahrnehmung anregt und geistige Konflikte oder Verwirrung lindert.

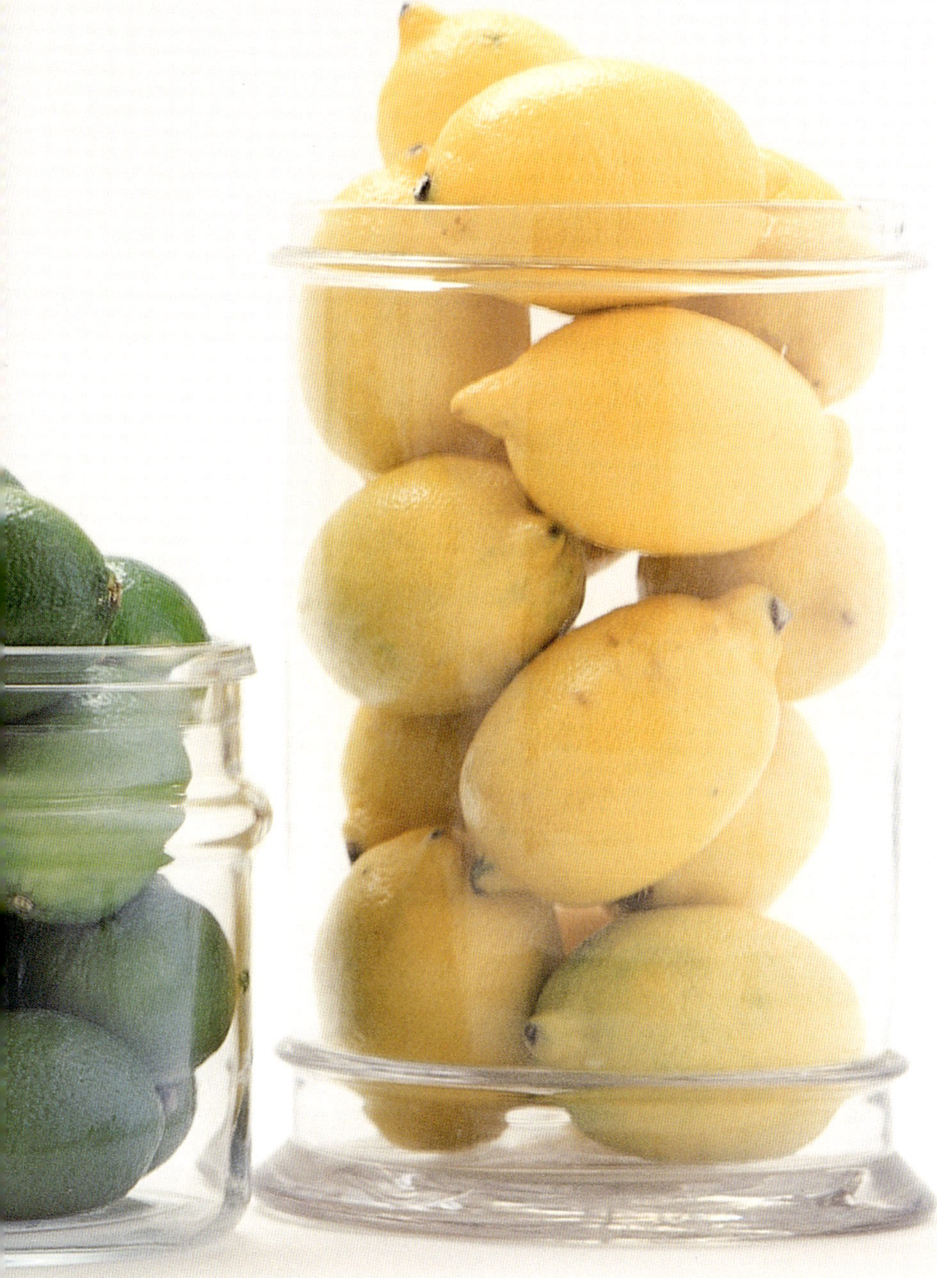

Ätherische Öle wirken kraftvoll, vielschichtig und rufen keine Abhängigkeit hervor. Sie können zum Beispiel beim Abbau von Stress, Spannung, Sorgen und Depressionen eine wertvolle Alternative zu herkömmlichen Arzneimitteln sein. Auf verschiedene Weise können sie helfen, unser Energie- und Vitalitätsniveau zu fördern, aufrechtzuerhalten und zu verbessern. Ein blockiertes, langsames System äußert sich oft in einem niedrigen Energieniveau. Bestimmte Ätherische Öle tragen dazu bei, Blutkreislauf und Lymphfluss zu stimulieren, und sie verbessern damit die Fähigkeit des Körpers, sich selber zu entgiften. Öle können auch dabei helfen, das Immunsystem zu verbessern, geistige Klarheit und Konzentrationsfähigkeit zu schaffen und das innere und äußere Gleichgewicht (Homöostase) herzustellen. Ätherische Öle wirken auch auf subtiler Ebene negativen Gefühlen im emotionalen und seelischen Bereich entgegen, oder sie schaffen unaufdringlich zu Hause oder am Arbeitsplatz eine belebende Atmosphäre.

Die vielen Wege, auf denen Düfte uns beeinflussen, sind so komplex wie ihre chemische Struktur selber und die Aromatherapie hat noch einen weiten Weg vor sich, bevor alle ihre Geheimnisse erforscht sind. Allein dies spricht als starkes Argument für die Verwendung rein natürlicher Produkte – im Gegensatz zu ihren künstlich gewonnenen Pendants, die auch schädliche Nebenwirkungen haben können.

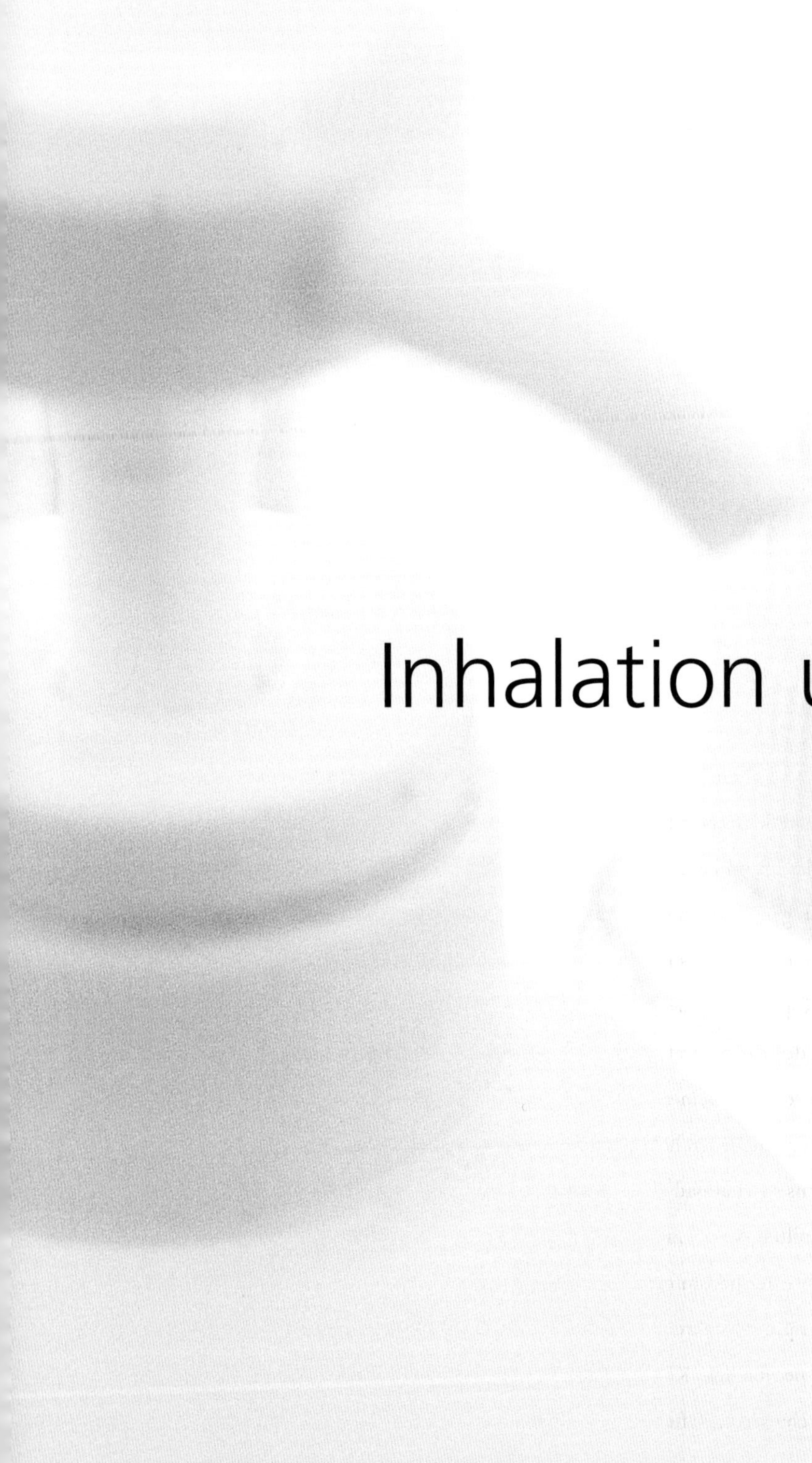

Ätherische Öle treten in den Körper entweder nur durch Inhalation oder aber durch Inhalation und gleichzeitige Resorption über die Haut ein. Die Mehrzahl der Öle sollte nicht pur, sondern nur in vorheriger Verdünnung mit Wasser, Cremes oder Trägerölen eingesetzt werden. Beim Einatmen (Inhalieren) der duftenden Dämpfe werden die Ölmoleküle in die Kapillaren der Lungenflügel aufgenommen und über den Blutkreislauf in alle Winkel des Körpers gebracht, wo sie je nach ihren individuellen Eigenschaften wirken können. Manche Öle wirken auch antiseptisch bzw. gegen Mikroben und sind bei Infekten der Atemwege und bei Sekretstau wirksam. Die Schaltzentrale unseres Gehirns, die das Gedächtnis und alle seelischen Regungen steuert, ist durch Nervenrezeptoren direkt mit der

Inhalation und Resorption

Naseninnenwand verbunden. Sobald die Nase ein Ätherisches Öl einatmet, wird dieser Gehirnteil positiv-stimmungshebend stimuliert. Manche Öle beleben und berauschen die Sinne, andere wirken mehr oder weniger stark beruhigend.

Für Aromatherapie-Massagen verdünnt man Ätherische Öle in einer Mischung von Pflanzenölen wie süßem Mandelöl, Olivenöl, Weizenkeimöl oder Jojobaöl. Das Träger- oder Basisöl verringert die Konzentration des Ätherischen Öls und verhindert, dass sich die Essenzen verflüchtigen, und es ermöglicht das Aufbringen auf eine größere Oberfläche. Es dient als feuchtigkeitsspendendes und nährendes Medium, das die Struktur der äußeren Hautschichten geschmeidig macht und verbessert, jedoch nicht tiefer in die Haut aufgenommen wird. Die winzigen Moleküle der Ätherischen Öle dagegen dringen in die Hautkapillaren ein und wandern von dort in den Blutkreislauf und in das Lymphsystem. Am schnellsten werden sie über die dünnen Hautschichten auf Kopf und Gesicht sowie auf Hand- und Fußrücken aufgenommen.

Pflanzenöle sind in winzig kleinen Drüsen in Blütenblättern, Blättern, Wurzeln oder Samen gespeichert. Der größte und preisgünstigste Teil davon kommt hochraffiniert in den Handel, was ihren Duft, die Farbe, ihren Vital- und Mineralstoffgehalt sowie ihre therapeutische Wirkung schmälert. Reichhaltigere und nährstoffreichere Öle können Mischungen beigegeben werden, normalerweise in einem Verhältnis von 5 – 25 Prozent, was bestimmten Hautbildern, einschließlich trockener und reiferer Haut, zugute kommt. Solche Öle sind reich an Antioxidationsmitteln, die dazu beitragen, die Haltbarkeit von Mischungen zu verlängern, da sie deren Oxidationsprozess verlangsamen. Den gleichen Effekt hat die Zugabe von Ölen mit hohem Vitamin E-Gehalt. Kaltgepresste Trägeröle sind die hochwertigsten Pflanzenöle, wie beispielsweise kaltgepresstes Weizenkeim- oder Avocadoöl. Allerdings kann ein größerer Anteil an roher Pflanzenmaterie in diesen Ölen auch eine große Menge an Pilzsporen mit sich bringen, die sich in Cremes auf Wasserbasis stark vermehren. Nährstoffreiche Öle verwendet man daher am besten in Massageöl-Mischungen und lagert sie in dunklen, luftdichten Behältern außerhalb direkter Sonneneinstrahlung. Vermeiden Sie es, künstlich hergestellte Öle zu verwenden. Diese verhindern die optimale Resorption Ätherischer Öle, machen die Haut eher klebrig als seidig weich, und sie können bei empfindlicher Haut zu Irritationen führen.

Unsere Energiespeicher können aus verschiedenen Gründen erschöpft oder gefährdet werden. Dazu gehören der allgemeine Lebensstil, die Ernährung, der Grad an Bewegung und die genetische Veranlagung. Ätherische Öle und ihre mannigfaltigen Anwendungen im Rahmen der Aromatherapie können vielfältig dazu eingesetzt werden, die menschlichen Energievorräte aufrecht zu erhalten und das Energiepotential zu erhöhen, so dass wir das tägliche Leben bei optimaler Gesundheit und mit der größtmöglichen Vitalität meistern. Harmonisierende Öle wie Bergamotte und Geranie helfen, die Balance und Harmonie aufrecht zu erhalten, was sowohl im wörtlichen Sinne für Vorgänge innerhalb des Körpers gilt, wie auch im übertragenen – sie vermitteln tatsächlich ein Gefühl emotionalen und seelischen Einklangs. Andere Öle wie Wacholder, Zitrone, Fenchel und Zypresse unterstützen den Körper dabei, sich effektiver zu entgiften und zu reinigen. Sie unterstützen und verbessern die natürlichen Erneuerungs- und Reparaturarbeiten des Körpers, indem sie dazu beitragen, Einschränkungen und Schwachstellen durch Sekretstau, behinderten Blutkreislauf und ein langsames Lymphsystem zu beseitigen.

Manche Öle wirken stimulierend,

andere wiederum beruhigend.

Viele Ätherische Öle wie Rosmarin, Eukalyptus, Zitrone, Teebaum und Schwarzer Pfeffer helfen, indem sie das Immunsystem stimulieren, das oft unter Druck steht, wenn wir gestresst oder überarbeitet sind, und tragen so zu einer besseren Infektabwehr bei. Manche Öle wie Pfefferminze und Rosmarin wirken stimulierend auf das Gehirn. Sie helfen, den Kopf frei zu machen und regen geistige Aktivität und Klarheit an. Apathie oder Konzentrationsschwierigkeiten während Zeiten starker Denktätigkeit oder allgemeiner Müdigkeit lassen sich so beseitigen. Allein durch ihre verschiedenen heilenden Eigenschaften unterstützen uns Ätherische Öle, uns so vital und voller Energie zu fühlen, wie wir es von Natur aus sein sollten, sei es durch ihre allgemein wirkenden stärkenden Eigenschaften, ihre auf bestimmte Organe ausgerichteten, spezifischen natürlichen Heilkräfte oder ihre zellerneuernde Wirkung. Beispiele für solche „tonischen" Öle, die dem Körper auf vielen Ebenen helfen, sich selbst zu helfen, sind Schwarzer Pfeffer, Geranie, Wacholder und Grapefruit.

Das Abc Ätherischer Öle

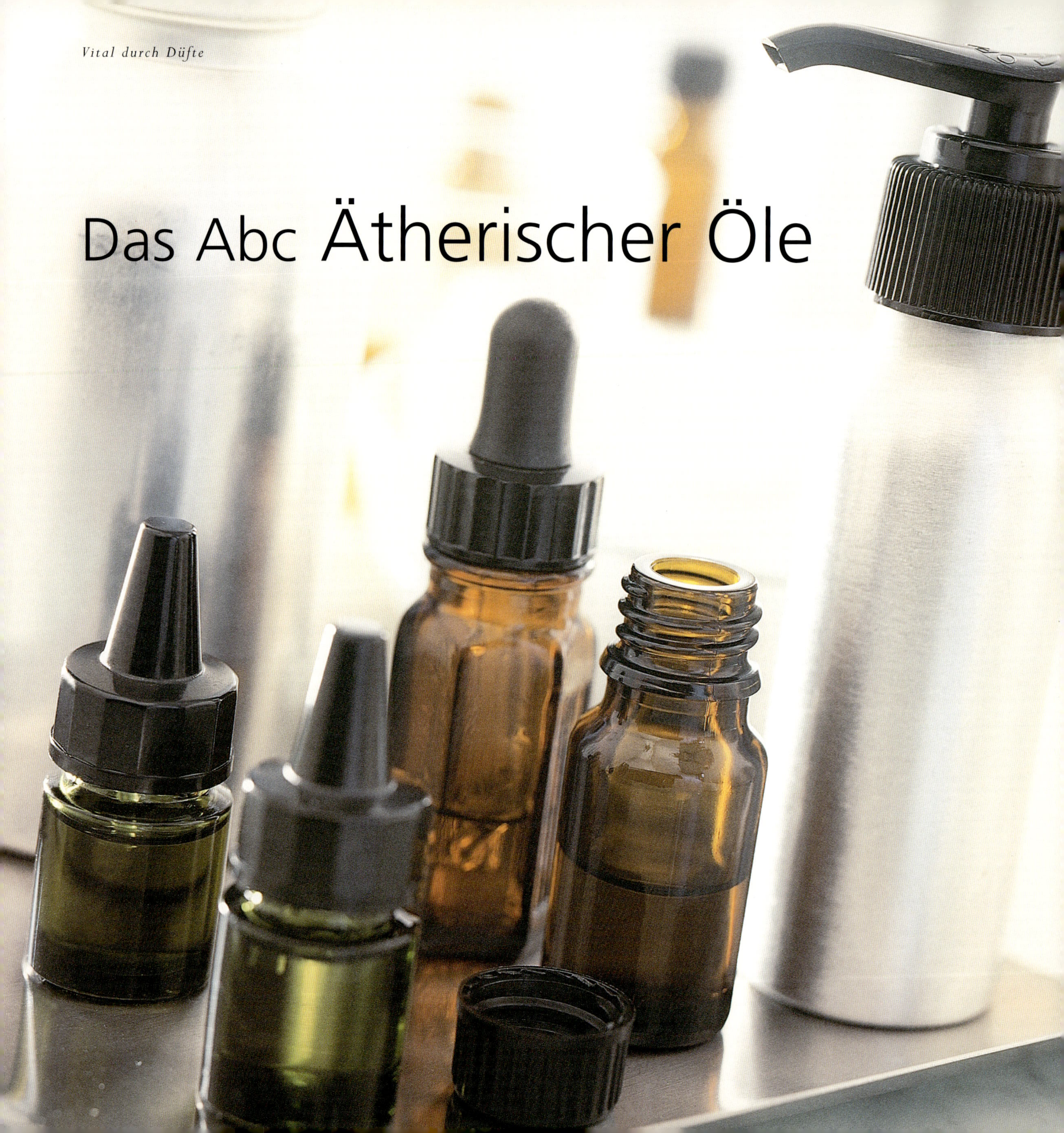

Ätherische Öle bieten viele Verwendungsmöglichkeiten und therapeutische Eigenschaften. Dennoch sollte man sich vor Augen führen, dass die Öle sehr empfindlicher Blüten wegen ihres aufwendigen und teuren Gewinnungsverfahrens nicht gerade preiswert sind. Allerdings sind diese Öle so konzentriert, dass man sie nur tropfenweise einsetzt, womit sie in kleinen, erschwinglicheren Abfüllungen verkauft werden: 2 ml, 2,5 ml oder 5 ml. Die meisten der in diesem Buch verwendeten vitalitätssteigernden Öle gehören zur unteren Preiskategorie; sehr teure Ätherische Öle empfindlicher Blüten, wie Neroli, Rose und Jasmin, kommen nicht zum Einsatz. Belebende Öle im mittleren Preisbereich sind Bergamotte, Schwarzer Pfeffer, Wacholder, Geranie und Ingwer; am preiswertesten sind Zedernholz, Zypresse, Fenchel, Eukalyptus, Zitrone, Niaouli, Pfefferminze, Kiefernadel, Rosmarin, Teebaum, Thymian, Grapefruit und Limette.

Licht, Hitze und Luftsauerstoff sind für ätherische Öle schädlich.

Zu einem gewissen Grad spiegelt der Preis eines Öls auch seine Qualität wider. Bei billigen Ölen liegt der Verdacht nah, dass sie entweder mit chemischen Stoffen, mit billigeren Ölen oder mit Pflanzenölen verschnitten wurden. Ein Blick auf das Etikett oder den Beipackzettel hilft dabei, ein 100 Prozent reines Öl zu finden („100 natürliches Ätherisches Öl"). Um mit Pestiziden verunreinigte Öle zu vermeiden, sollten Sie beim Kauf auf Zetrifizierungen wie beispielsweise „aus Demeter Anbau" achten. Im Zweifelsfall verlangen Sie die Analyseergebnisse durch unabhängige Institute, die eindeutig zeigen, ob der Hersteller seriös ist, und die auch zu einem gewissen Maß die Wirkungsweise sicherstellen. Auch Öle in durchsichtigen oder hellen Plastik- oder Glasflaschen sind oft nicht rein, da sie unter Lichteinwirkung negativ reagieren und die meisten Kunststoffe auflösen würden. Natürlich-reinen Ölen ist immer der Vorzug zu geben. Sie sind bisweilen etwas teurer, manche jedoch sogar preiswerter; ein Vergleich lohnt sich.

Licht, Hitze und Luftsauerstoff schädigen Ätherische Öle. Am besten sind sie fest verschlossen, an einem kühlen und dunklen Ort aufgehoben. Die meisten Öle halten zwei Jahre, abhängig davon, wie oft sie benutzt werden, da jedes Öffnen das Öl wieder dem Luftsauerstoff aussetzt. Oxidierte Öle haben wolkige Trübungen und sollten nur noch in der Duftlampe verwendet werden, da sie nicht mehr ihre volle therapeutische Wirkung haben. Aufgrund ihres hohen Anteils eines Terpens, dem Limonen, das sich mit Sauerstoff verbindet, verderben Zitrus-Öle bereits nach 6 Monaten (Ausnahme: Bergamotte-Öl, das bis zu zwei Jahre hält). Manche Öle, wie Rose und Sandelholz, werden mit den Jahren sogar noch besser. Ölmischungen, die in Pflanzenöl verdünnt sind, das einen kleinen Anteil an Vitamin E oder Antioxidationsmitteln enthält, können bei richtiger Lagerung zwei bis drei Monate halten, sollten aber besser nur in kleinen Mengen zubereitet werden.

Verwenden Sie die Öle zunächst einzeln, bis Sie vertraut mit ihrer Wirkweise sind. Dann können Sie aus zwei bis fünf Ölen Mischungen herstellen – mehr als fünf Öle lenken von der gewünschten Wirkung ab. Bei Parfümen unterscheidet man Kopf-, Herz- und Basisnoten. Für eine ideale Mischung verwendet man ein Öl aus jeder Gruppe, wenngleich dies ein Anhaltspunkt, jedoch kein Muss ist. Von den 18 in diesem Buch empfohlenen Ölen zur Steigerung der Vitalität sind Bergamotte, Eukalyptus, Pfefferminze, Niaouli, Limette, Zitrone, Grapefruit und Fenchel Kopfnoten; Geranie, Ingwer, Schwarzer Pfeffer, Wacholder, Kiefernadel, Rosmarin, Teebaum, Thymian und Zypresse sind Herznoten; Zedernholz und Zypresse sind Basisnoten. Manche Öle lassen sich aufgrund ihrer verschiedenen Duftebenen, die ihnen einen mehrschichtigen Charakter geben, mehreren Kategorien zuordnen.

Körper, Geist & Seele

Unsere Vitalität und unser allgemeiner Gesundheitszustand sind eng miteinander verbunden. Lebensstil und Ernährungsweise spiegeln sich sehr stark in unserem Energiepotential wider; eine große Rolle spielen aber auch Geisteshaltung und Selbstwahrnehmung. Viele fühlen sich ständig müde – geistig, im Gefühlsbereich oder körperlich – oder seelisch ausgelaugt und erschöpft. Es ist sehr wichtig, diese verschiedenen Ebenen einer geminderten Vitalität wahrzunehmen und sich immer wieder vor Augen zu führen, dass man sich, wie es heute schon fast üblich ist, mit dem „halben Dasein" – oder noch weniger – zufrieden gibt, wenn man sich mit einem Leben ohne Schwung und Spannkraft, ohne das wahre Gefühl der Lebensfreude, abfindet.

Die sanfte Wiederherstellung von Harmonie kann unserer Vitalität zu ihrer wahren Ausdruckskraft verhelfen

Ätherische Öle helfen beim Abbau von Stress, Spannung und Sorge, die unser Immunsystem schädigen und unsere Energiedepots erschöpfen können. Eine fortwährend schwache Immunabwehr hängt oft mit niedrigen Energiedepots zusammen und lässt sich mit Hilfe von Ätherischen Ölen verbessern, so dass wir uns stark genug fühlen, einer Infektion nicht nachzugeben, sondern mit vollen Kräften dagegen ankämpfen können.

Der Entgiftungs- und Reinigungseffekt Ätherischer Öle kann auf körperlicher, emotionaler als auch seelischer Basis einen grundlegenden

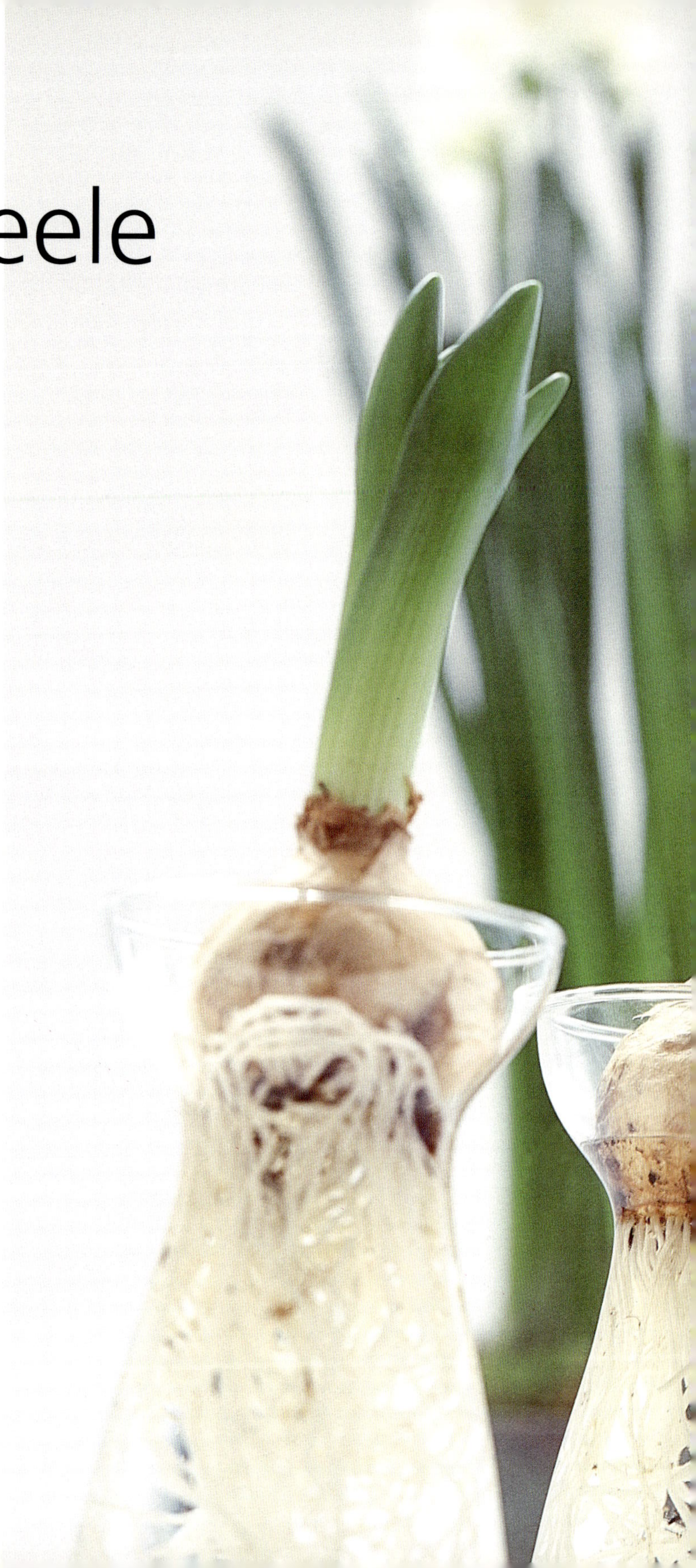

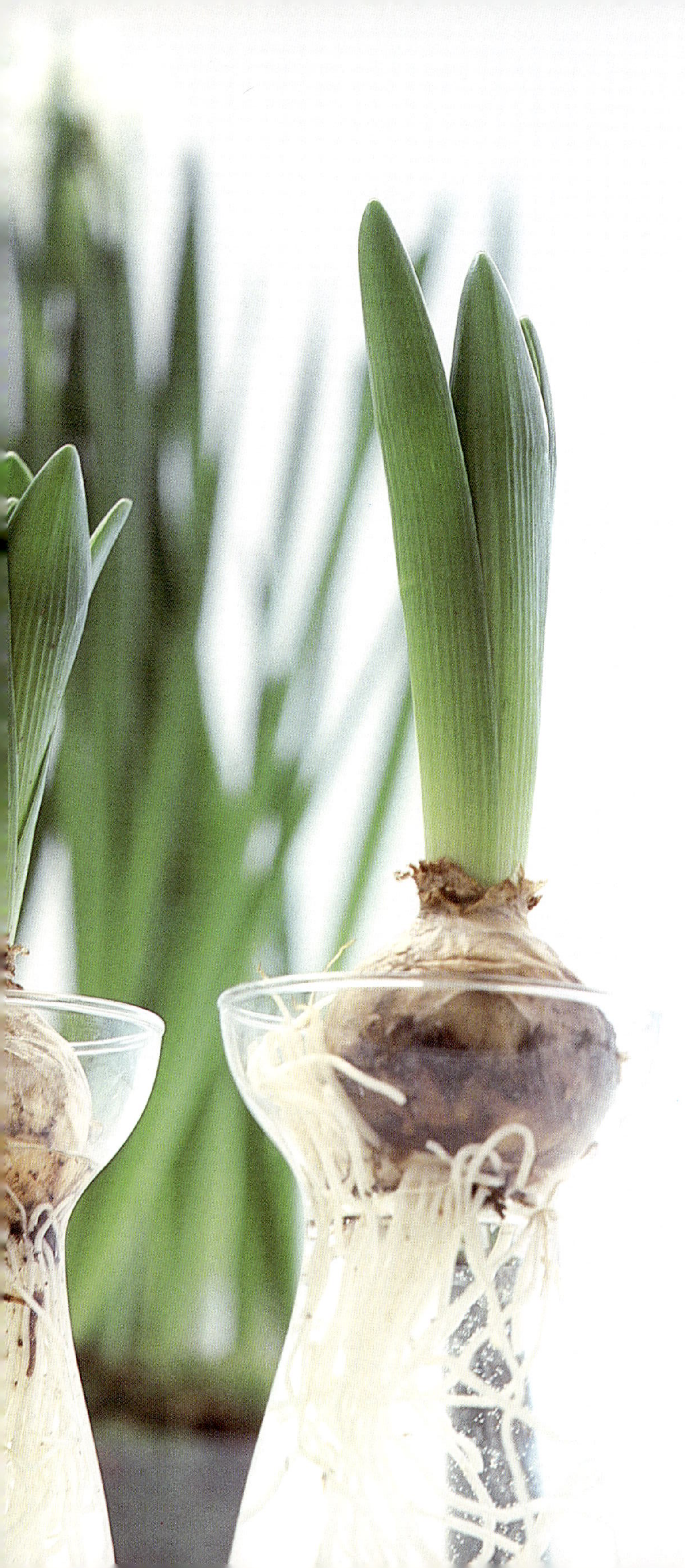

Wandel herbeiführen, insbesondere in der Kombination mit Massagen und Bädern. Die Öle, die in der Aromatherapie-Massage eingesetzt werden, um einen schwachen Blutkreislauf, einen langsamen Lymphfluss oder eine schlechte Verdauung wieder anzukurbeln, sind oft angezeigt bei dem emotionalen oder seelischen Zustand, der dem körperlichen Leiden vorausgeht. Viele Menschen fühlen sich bereits einige Zeit vor dem Beginn einer Krankheit lethargisch und lustlos. Bereits an diesem Punkt sollte gehandelt werden, um das Problem zu beseitigen, bevor es sich körperlich manifestiert.

Viele der vitalisierendsten Öle rufen ein Gefühl der Harmonie hervor und fördern die verschiedensten Aspekte körperlicher Balance. So führen sie zu innerem Frieden und ermöglichen das optimale Funktionieren unserer internen Reparatur- und Erneuerungsmechanismen. Das Schaffen optimaler Voraussetzungen für einen besseren Selbsthilfemechanismus des Körpers spiegelt sich oft direkt in erhöhter Vitalität und allgemeinem Wohlbefinden wider.

Genau dort wo ein anstrengender Lebenswandel und ständige Überarbeitung zu Abgespanntheit und Apathie führen, können Ätherische Öle auf natürliche Weise die Bereiche beleben, die es am nötigsten brauchen. Als Inhalation oder als Zusatz in Aromabädern oder Massagen können uns stimulierende Ätherische Öle durch Anregen unserer geistigen Aktivität erfrischen und uns neue Energie zuführen. In geistiger Klarheit und bei voller Konzentrationsfähigkeit sieht ein Tag auf einmal weitaus positiver aus, als er am Anfang erschien.

Zuletzt sollte man sich immer vor Augen führen, dass bei der Inhalation und Resorption Ätherischer Öle in unserem Blutkreislauf nicht nur ein chemischer Austausch stattfindet. Wir empfangen mit ihnen die reinen Pflanzenschwingungen – ihre Lebenskraft. Die sanfte Wiederherstellung von Harmonie kann unserer Vitalität zu ihrer wahren Ausdruckskraft verhelfen und unser Leben in den richtigen Fluss bringen.

Stimulierende Öle

Bergamotte (ohne Abb.)
Citrus bergamia
Ein hellgrünes Zitrusöl aus der Fruchtschale, frisch und süßlich mit blumiger Unternote. Harmoniert gut mit Zypresse, Ingwer und blumigen Ölen, insbesondere Geranie.
Antidepressiv, antimikrobiell, erfrischend, harmonisierend.

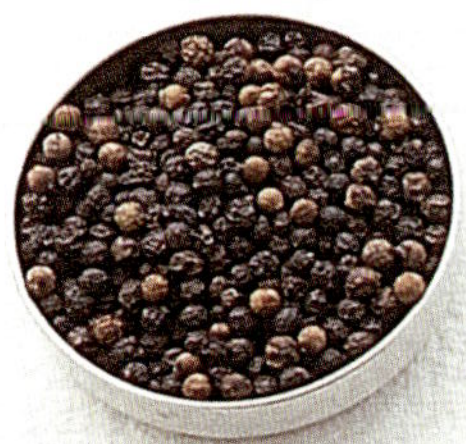

Schwarzer Pfeffer (oben)
Piper nigrum
Ein scharfes, würziges Öl aus dem Pfefferkorn. Klar bis blass grün-gelb, wird mit der Zeit gelber. Harmoniert mit Zitrus- und blumigen Ölen, vor allem Rosmarin, Bergamotte und Geranie.
Stimulierend, wärmend, aphrodisisch.

Geranie (ohne Abb.)
Pelargonium graveolens
Ein starkes, süßes, leicht blumiges, blassgrünes Öl aus den Blüten und Blättern der Geranie. Harmoniert mit fast allen Ölen, insbesondere Bergamotte, Limette, Schwarzer Pfeffer, Wacholder und Rosmarin.
Ausgleichend, erfrischend, harntreibend.

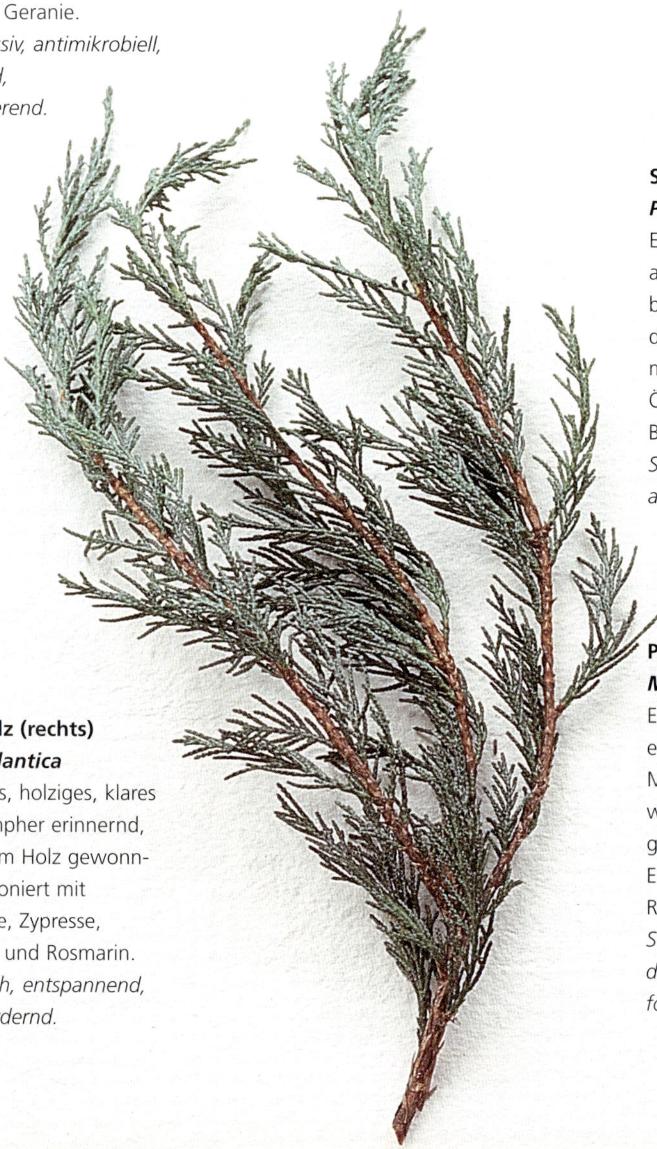

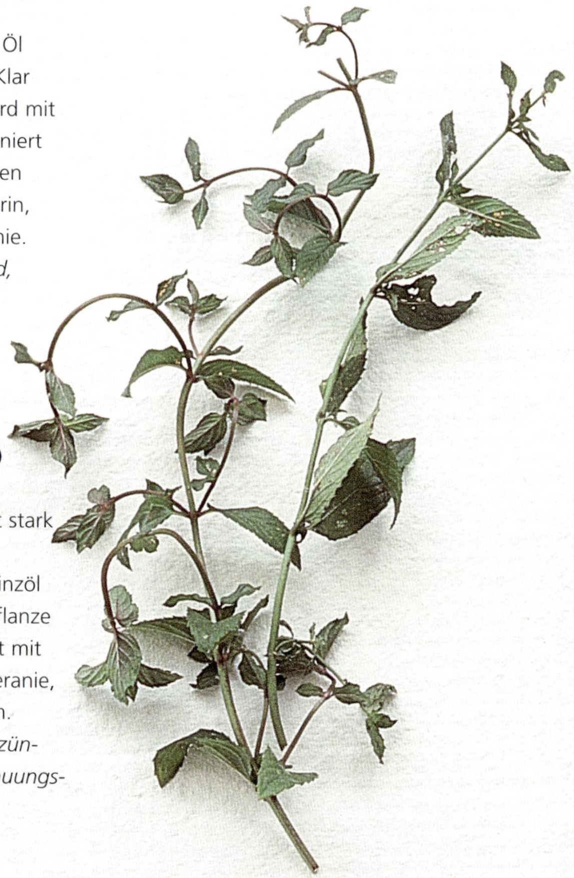

Zedernholz (rechts)
Cedrus atlantica
Ein weiches, holziges, klares Öl, an Kampher erinnernd, aus frischem Holz gewonnen. Harmoniert mit Bergamotte, Zypresse, Wacholder und Rosmarin.
Antiseptisch, entspannend, auswurffördernd.

Pfefferminze (rechts)
Mentha piperita
Ein sehr blasses Öl, mit stark erfrischendem, Minze-Mentholduft. Pfefferminzöl wird aus der ganzen Pflanze gewonnen. Harmoniert mit Eukalyptus, Zitrone, Geranie, Rosmarin und Teebaum.
Stark stimulierend, entzündungshemmend, verdauungsfördernd.

Thymian (unten)
Thymus vulgaris
Ein warmes, harziges, reines, sehr blassgelbes Öl aus Blättern und blühenden Pflanzenspitzen. Harmoniert mit Zitrone, Rosmarin und Eukalyptus.
Immunabwehrstärkend, antiseptisch, Blutkreislauf-anregend, aphrodisisch.

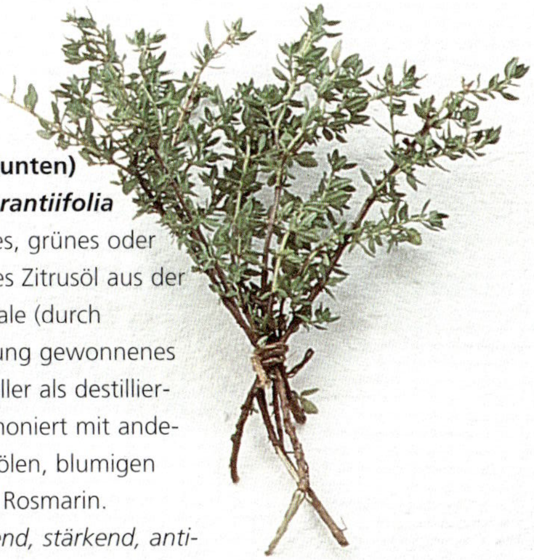

Limette (unten)
Citrus aurantiifolia
Ein frisches, grünes oder blassgelbes Zitrusöl aus der Fruchtschale (durch Kaltpressung gewonnenes ist wertvoller als destilliertes). Harmoniert mit anderen Zitrusölen, blumigen Ölen und Rosmarin.
Stimulierend, stärkend, antidepressiv.

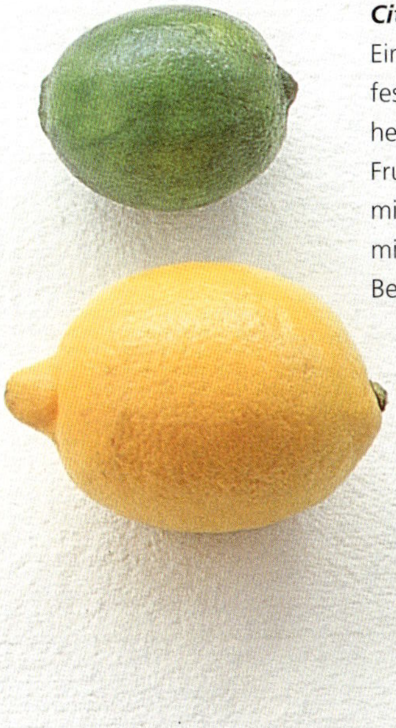

Zitrone (unten links)
Citrus limonum
Ein starkes, frisches, scharfes Zitrusöl, blassgelb bis hellgrün, aus der äußeren Fruchtschale. Harmoniert mit anderen Zitrus- und blumigen Ölen, vor allem Bergamotte und Wacholder.
Antiseptisch, immunabwehrstärkend, entgiftend, harntreibend, adstringierend.

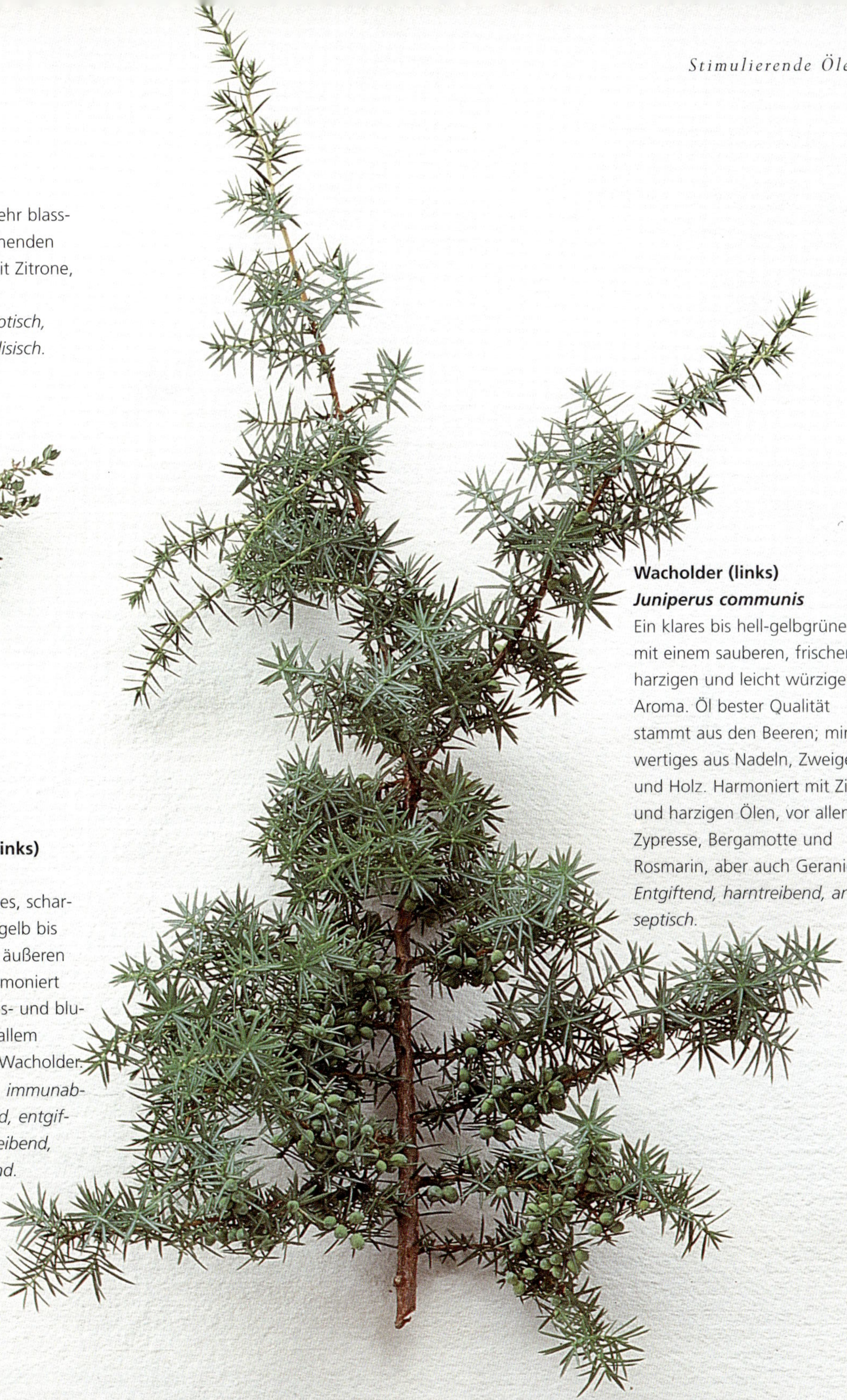

Wacholder (links)
Juniperus communis
Ein klares bis hell-gelbgrünes Öl mit einem sauberen, frischen, harzigen und leicht würzigen Aroma. Öl bester Qualität stammt aus den Beeren; minderwertiges aus Nadeln, Zweigen und Holz. Harmoniert mit Zitrus- und harzigen Ölen, vor allem Zypresse, Bergamotte und Rosmarin, aber auch Geranie.
Entgiftend, harntreibend, antiseptisch.

Teebaum (ohne Abb.)
Melaleuca alternifolia
Ein sehr blassgelbes Heilöl mit harzigen und menthol-ähnlichen Obertönen aus Blättern und Zweigen. Harmoniert gut mit Rosmarin, Zitrone, Wacholder, Eukalyptus, Zedernholz und Kiefernadel.
Wirkt stark antiviral, antiseptisch, antibakteriell, immunabwehrstärkend.

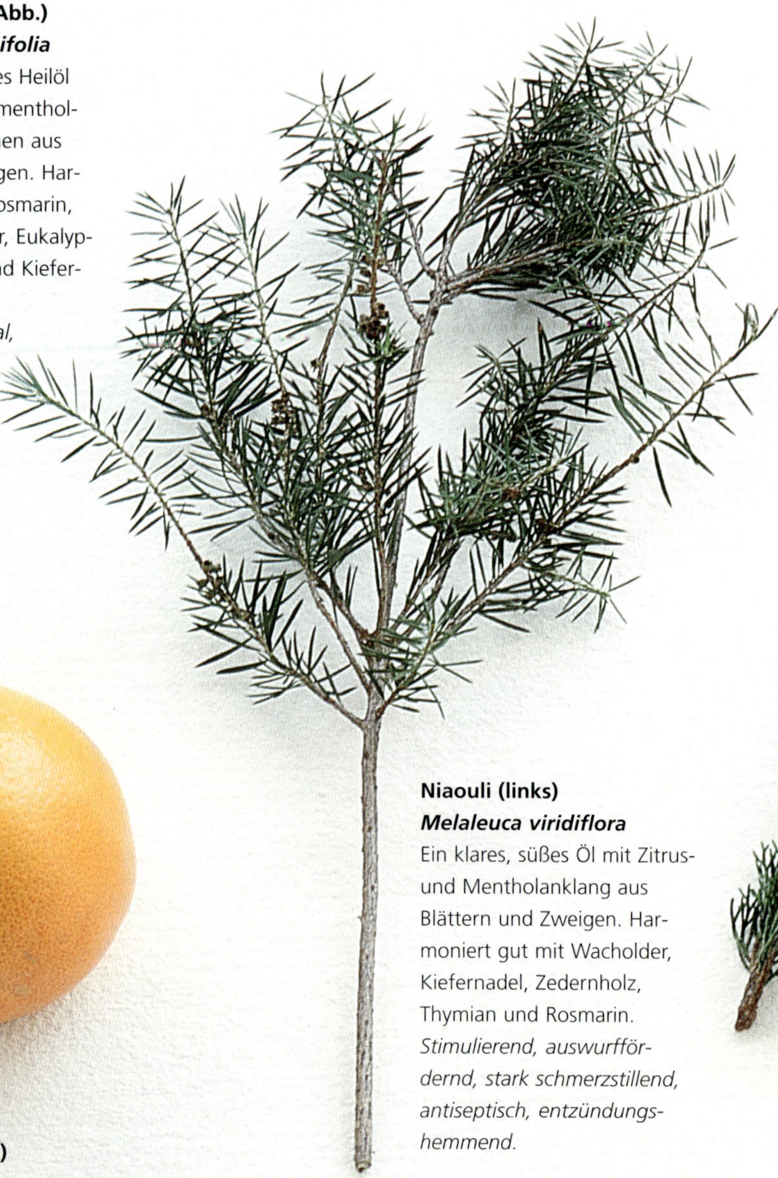

Rosmarin (rechts)
Rosmarinus officinalis
Ein starkes klar- bis hellgelbes Öl mit Holz- und Mentholanklang aus Blüten und Blättern. Harmoniert mit Zitrus- und harzigen Ölen, vor allem Zedernholz und Kiefernadel.
Stark stimulierend, blutkreislaufkräftigend, schmerzstillend, aphrodisisch, antidepressiv.

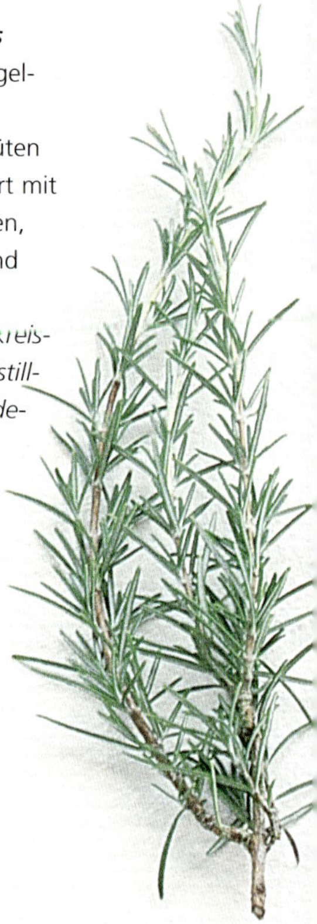

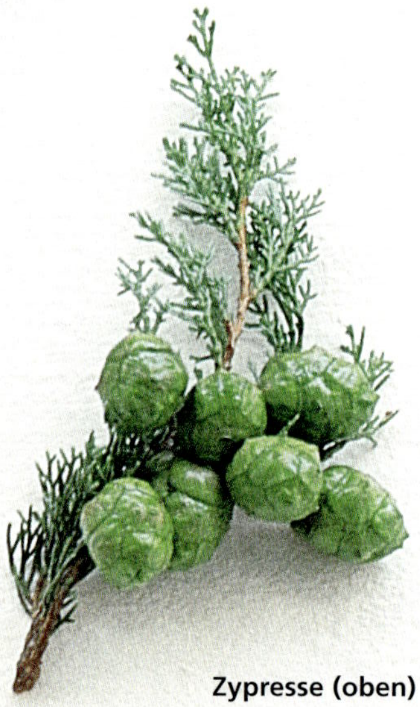

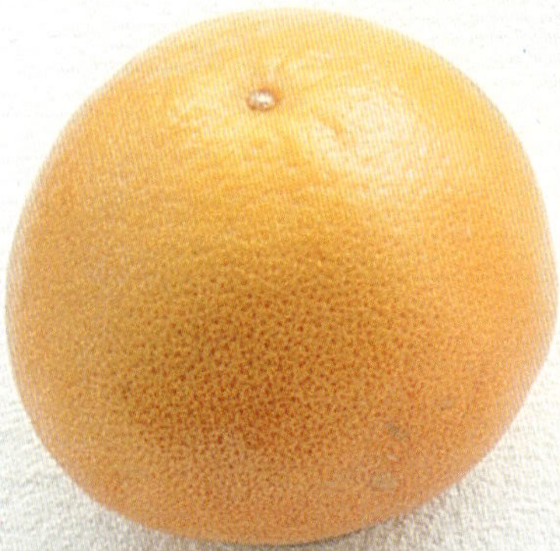

Niaouli (links)
Melaleuca viridiflora
Ein klares, süßes Öl mit Zitrus- und Mentholanklang aus Blättern und Zweigen. Harmoniert gut mit Wacholder, Kiefernadel, Zedernholz, Thymian und Rosmarin.
Stimulierend, auswurffördernd, stark schmerzstillend, antiseptisch, entzündungshemmend.

Zypresse (oben)
Cupressus sempervirens
Ein hellgelbes Öl mit Holz-, Nuss- und Gewürzaroma aus Blättern, Zweigen und Zapfen. Harmoniert gut mit Zitrusölen, Kiefernadel und Wacholder.
Adstringierend, entkrampfend, entstauend, desodorierend.

Grapefruit (oben)
Citrus paradisi
Ein erfrischendes, süßes, blassgelb bis hellgrünes Zitrusöl aus der Fruchtschale. Harmoniert gut mit anderen Zitrusölen, Wacholder, Geranie und Rosmarin.
Entgiftend, harntreibend, verdauungsfördernd, adstringierend, antiseptisch.

Ingwer (unten)
Zingiber officinale
Ein warmes, würzig-scharfes Öl aus der Wurzel, das anfänglich blassgelb-grün ist und mit wachsendem Alter ins Bernsteinfarbene nachdunkelt. Harmoniert gut mit Zitrusölen und vielen anderen, einschließlich Zedernholz.
Wärmend, stimulierend, aphrodisisch.

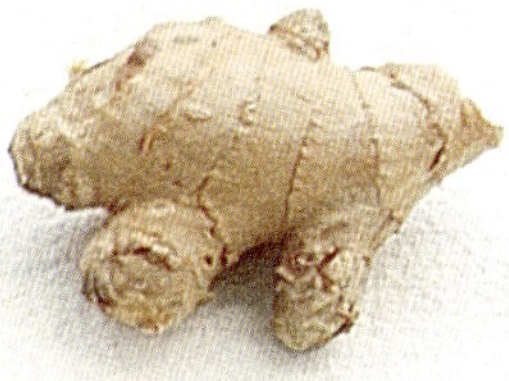

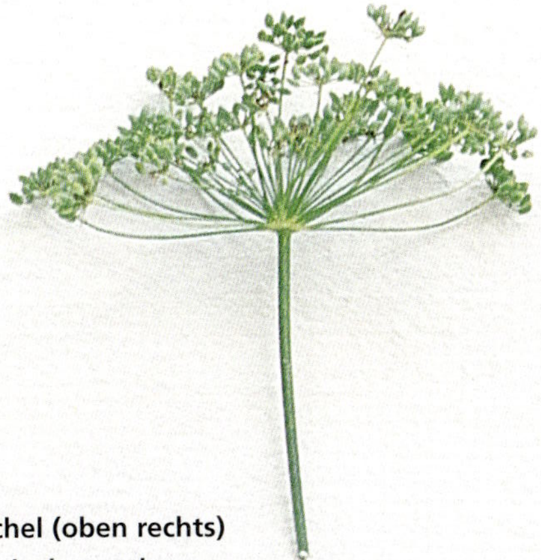

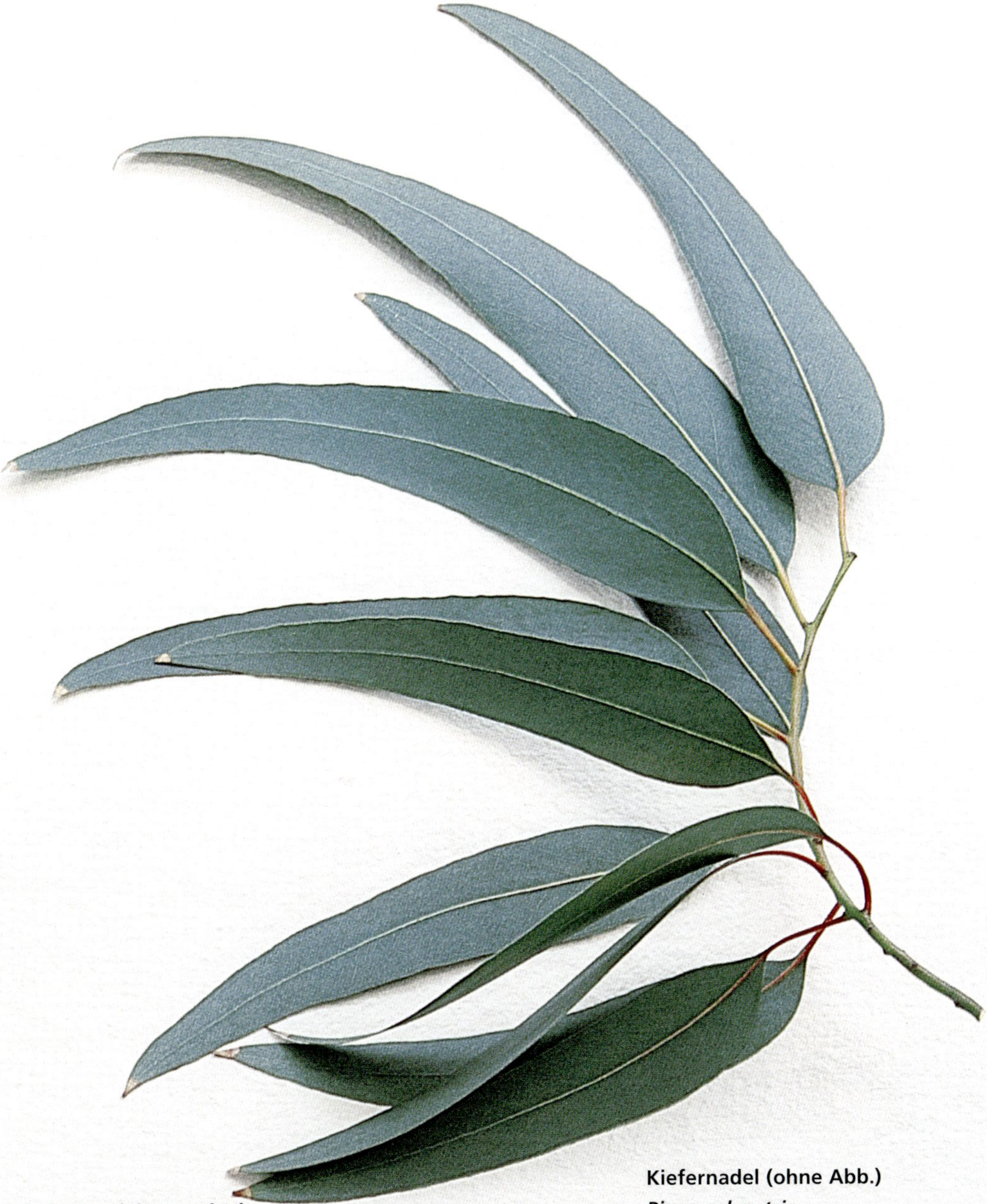

Fenchel (oben rechts)
Foeniculum vulgare
Ein klares bis blassgelbes Öl aus dem Pflanzensamen, mit warmem, süßem, kräuterwürzigem Duft, der an Anis erinnert. Harmoniert besonders gut mit Geranie und Zitrone.
Verdauungshilfe, harntreibend, wirkt regulierend auf den Hormonhaushalt, Appetitzügler.

Eukalyptus (oben rechts)
Eucalyptus globulus
Ein farbloses Öl mit sehr starkem Mentholgeruch aus den Blättern und Zweigen. Harmoniert mit Zitrone und holzigen oder harzigen Ölen wie Zypresse, Kiefernadel, Zedernholz und Rosmarin.
Stark stimulierend, entstauend, auswurffördernd, antiseptisch, schmerzstillend.

Kiefernadel (ohne Abb.)
Pinus sylvestris
Ein klares bis blassgelbes Öl aus Nadeln, Zapfen und kleinen Zweigen mit starkem, frischem und harzigem Duft. Harmoniert gut mit Wacholder, Rosmarin und Zitrusölen, insbesondere Bergamotte.
Stimulierend, entstauend, kräftigend, antimikrobiell.

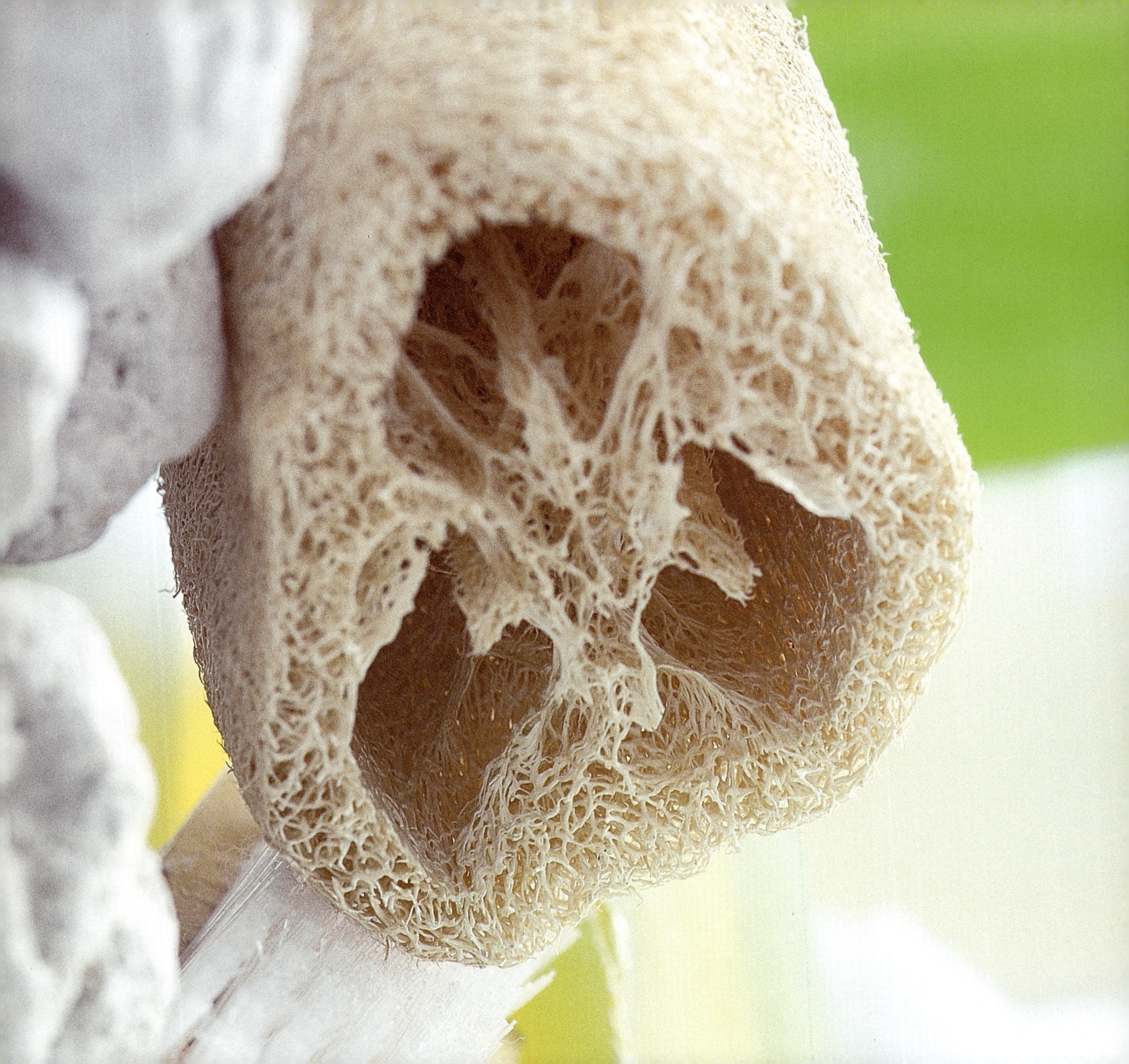

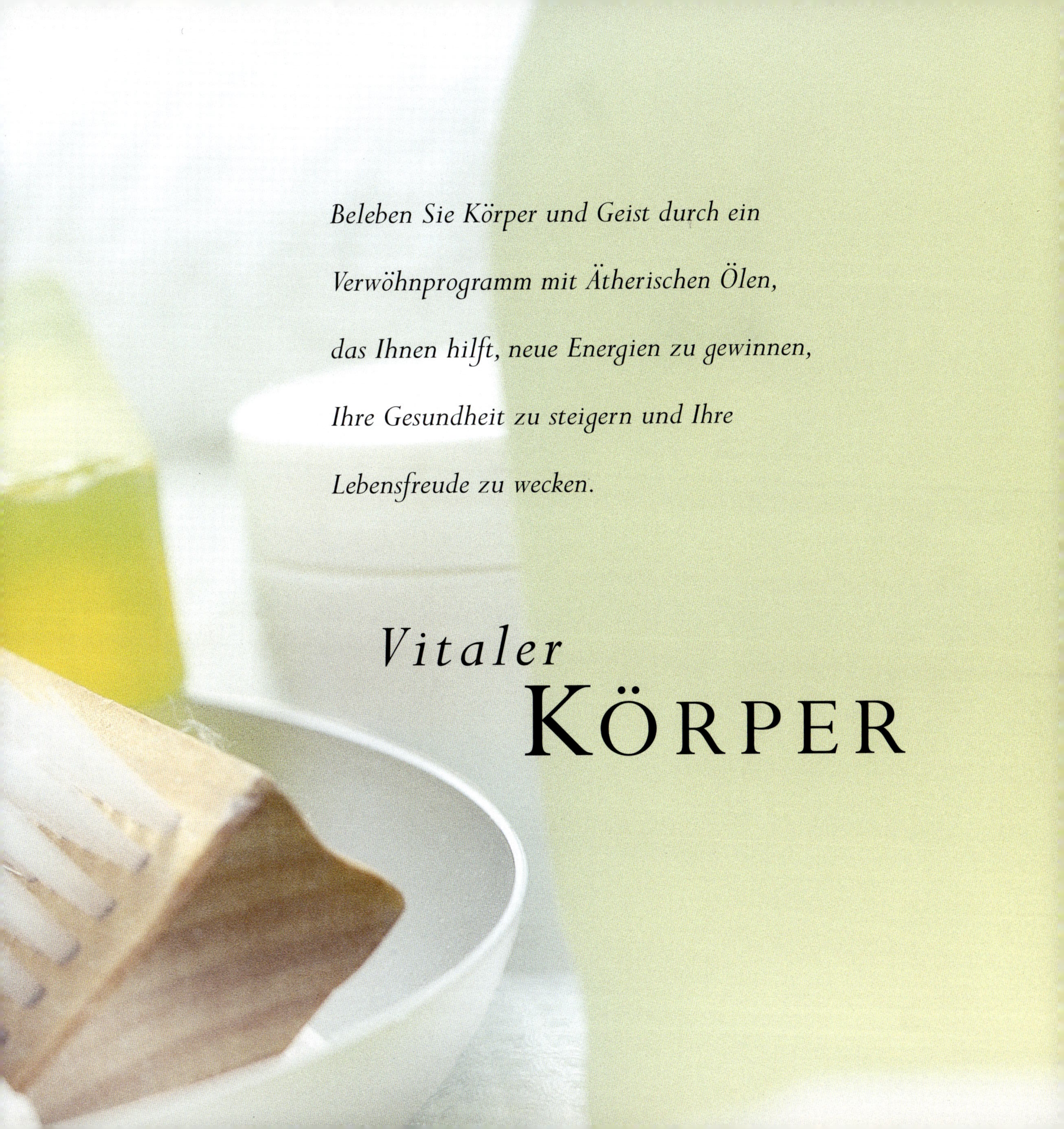

Beleben Sie Körper und Geist durch ein

Verwöhnprogramm mit Ätherischen Ölen,

das Ihnen hilft, neue Energien zu gewinnen,

Ihre Gesundheit zu steigern und Ihre

Lebensfreude zu wecken.

Vitaler KÖRPER

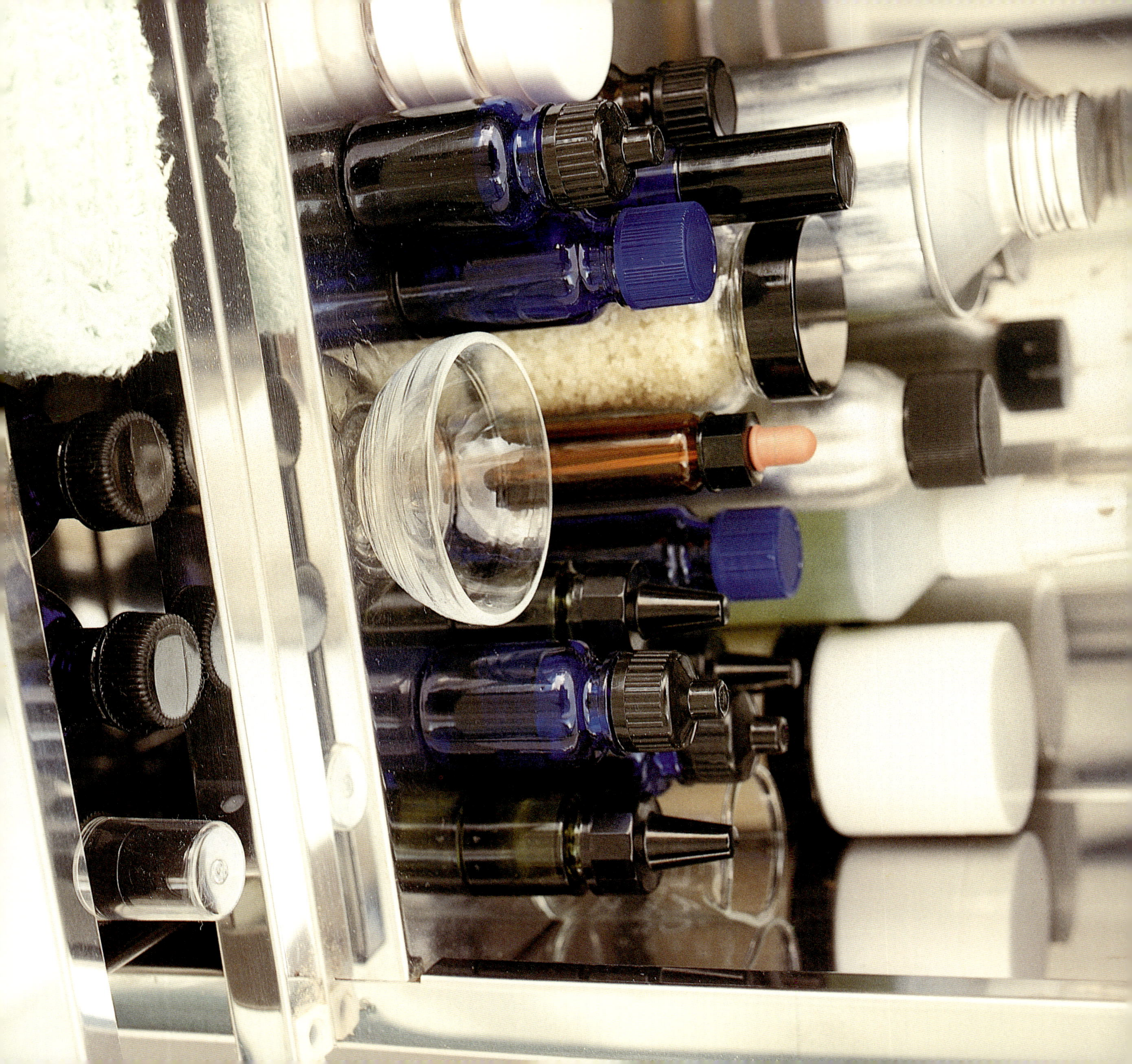

Wer sich müde und lustlos fühlt, findet Hilfe bei stimulierenden Ätherischen Ölen. Energiemangel, Apathie, ein schlechtes Hautbild, Spannungsgefühle, Kopfschmerzen oder eine schlechte Immunabwehr werden von vielen Menschen fälschlicherweise als Teil des Lebens hingenommen. Wer es lernt, auf diese kleineren Symptome des „Unwohl-Seins" zu hören, vergrößert seine

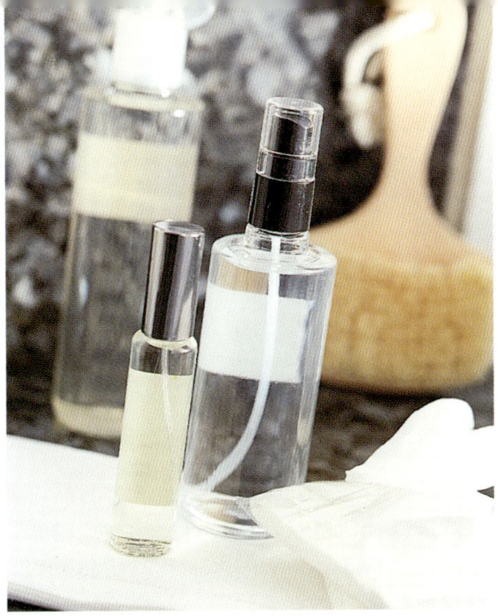

Den Körper beleben, Gesundheit, Energie & Schwung erhöhen

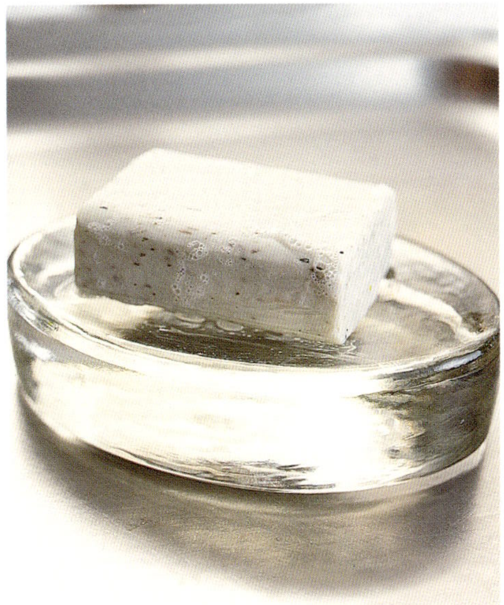

Chancen, größere Gesundheitsschäden in der Zukunft zu vermeiden. Es braucht nur wenig, um sich die Energie, die Kraft und die Lebensfreude zu sichern, was so oft unerreichbar erscheint, und einige einfache Schritte lassen sich auch in den ausgefülltesten Alltag integrieren. Mit einem ganzheitlichen Ansatz kann jeder von uns den Alterungsprozess verlangsamen und sich fit und voller Energie fühlen – beschließen Sie einfach: Ich bin es mir wert!

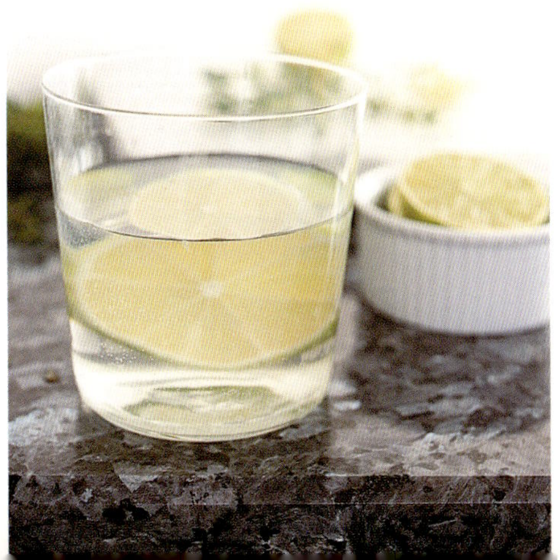

Entspannen & Auftanken

Unser Körper hat die wunderbare Fähigkeit, schon lange vor dem Ausbruch schwerer Erkrankungen frühe Warnsignale auszusenden. Energielosigkeit ist das Signal, um uns mitzuteilen, dass etwas im Argen liegt – es wäre gut, einige Aspekte unserer Lebensweise zu überdenken. Wer jetzt vorausschauend denkt und handelt, hat gute Chancen, sich größere Leiden in der Zukunft zu ersparen. Und wer weiß, welche Gelegenheiten ungenutzt vorübergehen, wenn man zu abgespannt ist, um das Beste aus seinem Leben zu machen?

Ein gewisses Maß an Stress im Leben kann positiv sein – es stimuliert Kreativität, Intellekt und die Fähigkeit, das Beste zu leisten. Wichtig sind dabei allerdings auch nachfolgende Phasen der Entspannung, in denen wir auftanken können. Stress wird immer dann negativ, wenn er sich zu einem endlosen, nicht zu unterbrechenden Kreislauf entwickelt. Wer auf sich aufpasst, bricht nicht unter dem Gewicht der Belastungen zusammen: Er kann einer Negativentwicklung entgegenwirken und den von Stress ausgehenden Stimulus sogar genießen.

Reservieren Sie sich neben der Arbeit und allen anfallenden Verpflichtungen eine gewisse Zeit nur für sich. Je nach persönlichem Befinden sollte für die „Energiezufuhr" ein Termin pro Woche, wenigstens einer pro Monat geblockt sein: für Sport, kreative Beschäftigung, Meditation oder persönliches Verwöhnprogramm. Dies ist die Grundlage, um gesund und glücklich zu bleiben und mit dem Leben Schritt halten zu können.

Den Auswirkungen von Stress und Anspannung kann auf verschiedene Weisen

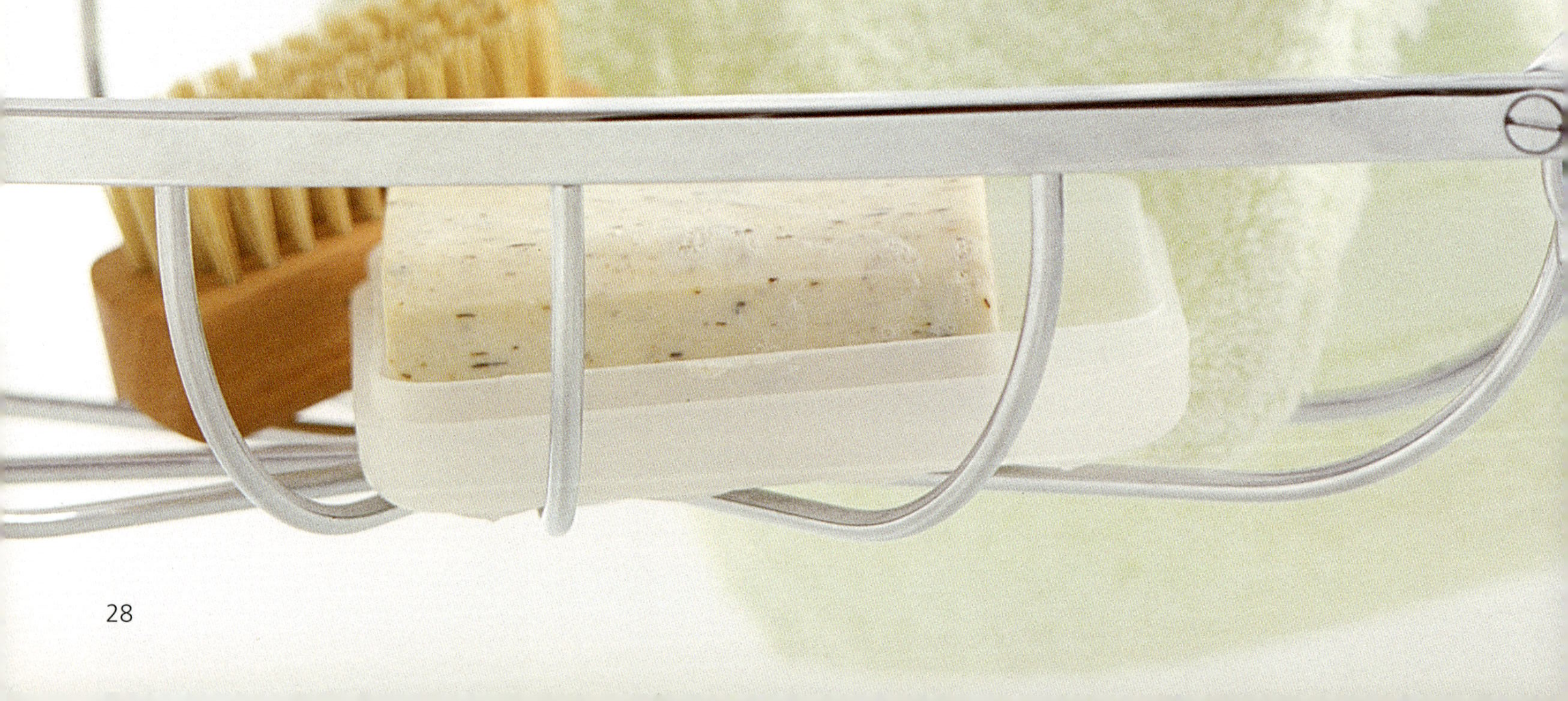

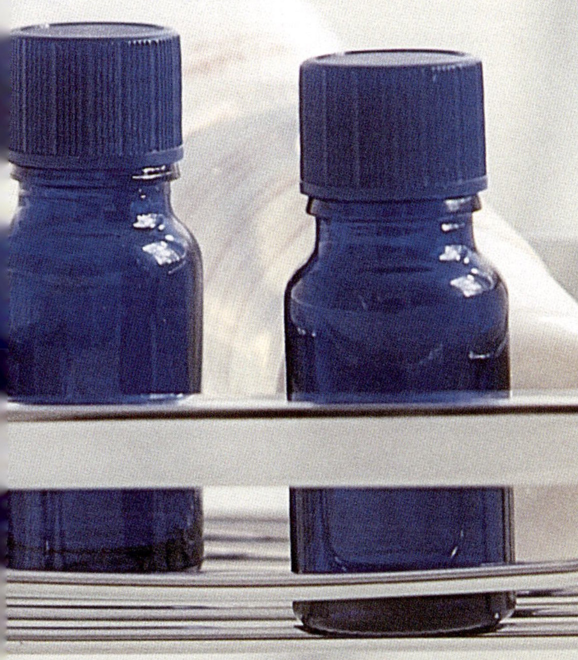

begegnet werden, was zugleich vitalitätssteigernd wirkt. Die in der Aromatherapie eingesetzten Öle gehören mit Sicherheit dazu: sie erfrischen Umgebung und Sinne und regen umgehend den Aufbau neuer Energien an. Je nach der zur Verfügung stehenden Zeit und je nach Erschöpfungszustand lassen sich die Öle auf viele verschiedene Arten einsetzen. Emotionalen Stress und körperliche Anspannung mit Hilfe der Aromatherapie abzubauen, ist ungemein wohltuend und führt zu tiefster Entspannung. In einem solchen Zustand von Entspannung, bei dem alle Muskeln weich sind, geht keine Energie verloren, denn der Körper arbeitet mit Ihnen und nicht gegen Sie. Von einer entspannten Warte aus ist es auch leicht, ein gesundes Augenmaß für die Höhen und Tiefen des Lebens zu wahren.

Auch die Fußreflexzonenbehandlung ist eine wohltuende Methode, um sich Entspannung zu verschaffen und das Körpersystem zu beleben – insbesondere für Personen, die den ganzen Tag auf den Beinen sind. Im gesamten Körper und in allen Organen befinden sich Energiebahnen und Nervenenden, die eine Verbindung mit verschiedenen Reflexpunkten oder -zonen der Füße schließen. Ein entsprechend ausgebildeter Therapeut stimuliert über diese Punkte den Blut- und Nervenkreislauf im gesamten Organismus und löst dadurch Verspannungen und Blockaden, die zu Energieverlust, geschwächtem Immunsystem und daraus resultierenden Krankheiten führen können.

Zur traditionellen chinesischen Akupunktur, eine der ältesten Formen der Naturheilkunde, gehört die Lehre der im Körper verlaufenden Energielinien oder Meridiane und ihr Zusammenhang mit dem menschlichen Gesundheitszustand. Ein Heilkundiger fühlt bei der Erstkonsultation bei seinem Patienten sieben Pulse und wertet deren Energiefluss aus. Darauf aufbauend, platziert er Akupunkturnadeln an bestimmten Stellen des Körpers, um fehlende Gleichgewichte wiederherzustellen, Energieblockaden und Schwachstellen aufzulösen und ganz allgemein den Körper in einen optimalen Funktionszustand zurückzuführen. Akupunktur kann bei der Behandlung aller möglichen Leiden und Krankheiten großartige Erfolge erzielen und hilft auch bei Energiemangel und schlechter Vitalität.

Viele betrachten den Samadhitank als Maximum der Entspannung. Dabei handelt es sich um ein geschlossenes Becken mit warmer Salzlösung, in welcher der Patient schwerelos schwebt und dabei ein Gefühl der Sicherheit und höchste Entspannung erlebt. Ein Bad darin kann schnell Anspannungen auf allen drei Ebenen lösen – körperlich, emotional und seelisch, und inneren Frieden und Harmonie vermitteln.

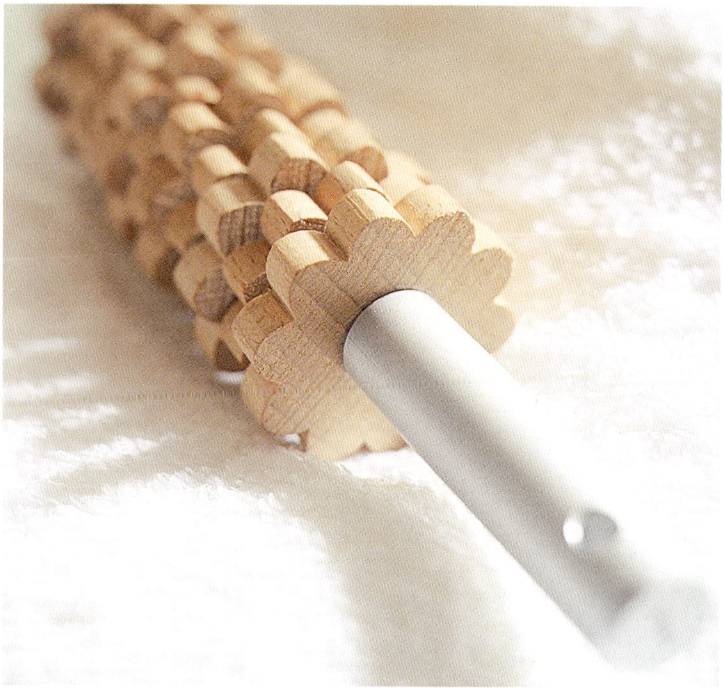

Belebende Massage

Für Gesundheit und Vitalität sind Bewegung, Ernährung und der allgemeine Lebenswandel gleichermaßen wichtig. Einen intensiv belebenden Effekt haben auch Aromatherapie-Massagen. Sie bringen Ätherische Öle direkt in den Blutkreislauf, wo die Essenzen ihren Zauber vollbringen, den Körper in Höchstform bringen und neuen Lebensschwung geben. Besonders zu empfehlen sind Öle und Massagetechniken, die den Blutkreislauf verbessern, den Abbau von Giftstoffen im Körper initiieren und die Gehirntätigkeit anregen. Eine entspannende Ölmischung in Kombination mit der entsprechenden Massage kann sich ebenfalls positiv auf die Vitalität auswirken, indem sie Stress und geistige wie muskuläre Verspannungen löst und so einen blockierten Energiefluss neu aktiviert. Sanfte, fließende Techniken entspannen das Körpersystem, während kräftigere Massagebewegungen einen stimulierenden, belebenden Effekt haben. Regelmäßige Massage kann Sie mit neuer Energie füllen und verbessert Ihre Fähigkeit zu einer tiefen, intensiven Atmung. Anfänglich sind sicherlich professionelle Behandlungen zu empfehlen. Die Massagetechniken und die dazu eingesetzten Ätherischen Öle lassen sich aber auch daheim mit Erfolg anwenden. Am leichtesten lässt sich die Massage zu Hause mit einem Partner durchführen. Bestimmte Bereiche können aber auch selber massiert werden, wie Schultern oder Oberschenkel und Gesäß, dort kann Massage Zellulitis vorbeugen und bessern.

Beginnen Sie die Massage durch Entspannung von Rücken, Hals- und Schultermuskeln mit sanften Streichbewegungen. Dazu gleiten Sie mit den Händen bzw. Handflächen entlang der Körperkonturen auf und ab. Üben Sie nur bei den Aufwärtsbewegungen einen sanften Druck aus, um das Blut in Richtung Herz zu streichen. Als nächstes versuchen Sie, tieferliegende Verspannungen zu lösen, um die Körperhaltung zu verbessern und Energieblockaden zu lösen.Halten Sie dazu die Hände mit den Innenseiten aneinander, und führen Sie damit leichte, aber bestimmte Hack-Bewegungen von oben nach unten über Körper oder Gliedmaßen. Mit den Außenflächen der kleinen Finger werden dabei kurze Schläge nur auf das Fett- oder Muskelgewebe ausgeübt, insbesondere Gesäß, Rückseiten der Arme und obere Schulterpartie (Trapezmuskeln).Danach wird auf die gleichen Körperpartien leichter Druck ausgeübt, indem die Handflächen nach unten weisen, aber gewölbt sind, als hielte man einen Ball. Diese Klopfungen bringen das Blut unter die Hautoberfläche und stimulieren den Kreislauf. Schließen Sie die Massagen immer mit leichten Streichbewegungen ab. Diese Techniken lindern besonders Blockaden oder Verspannungen – vor allem in den oberen Schultermuskeln, Gesäß und Oberschenkeln.

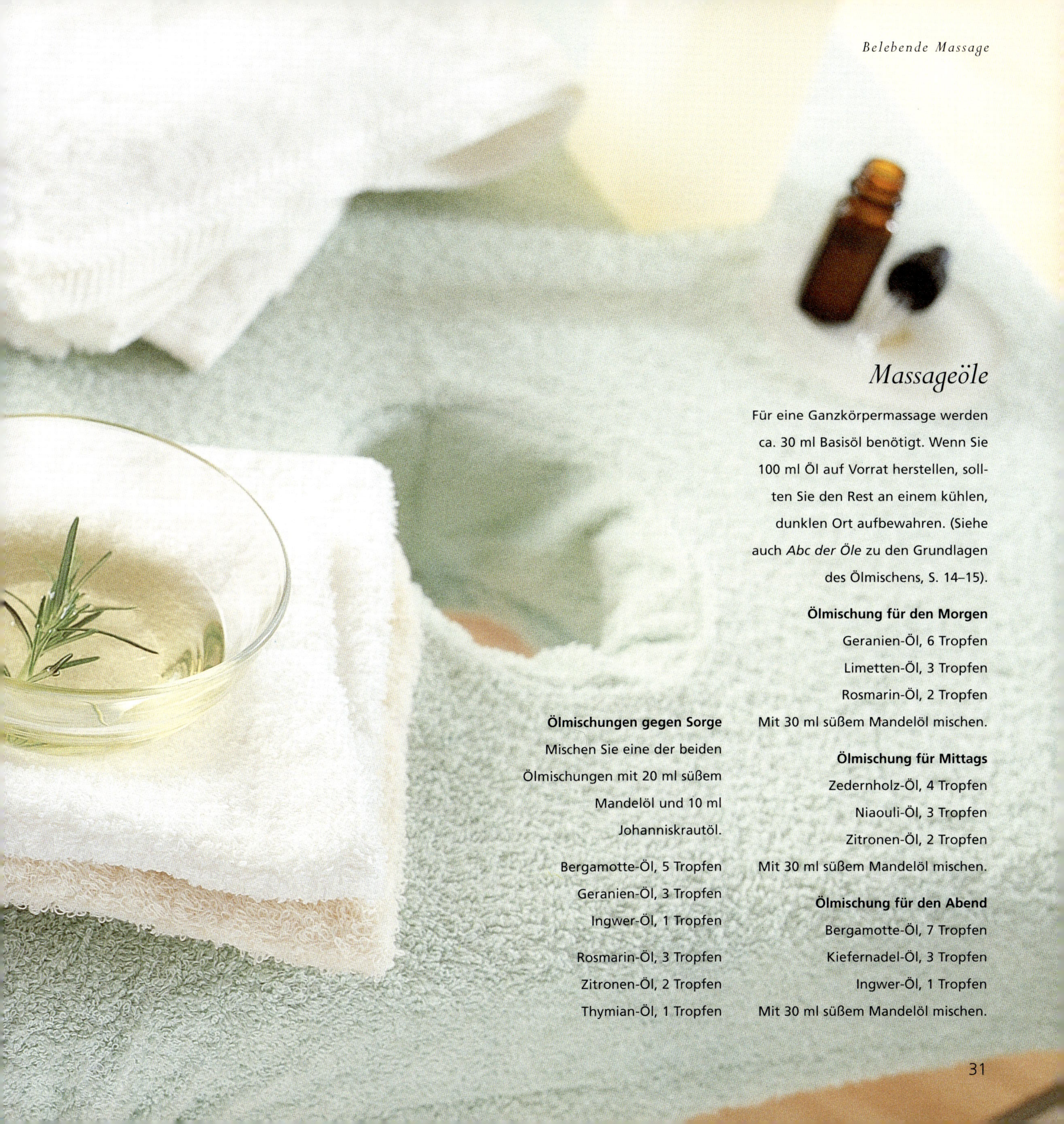

Massageöle

Für eine Ganzkörpermassage werden ca. 30 ml Basisöl benötigt. Wenn Sie 100 ml Öl auf Vorrat herstellen, sollten Sie den Rest an einem kühlen, dunklen Ort aufbewahren. (Siehe auch *Abc der Öle* zu den Grundlagen des Ölmischens, S. 14–15).

Ölmischung für den Morgen

Geranien-Öl, 6 Tropfen
Limetten-Öl, 3 Tropfen
Rosmarin-Öl, 2 Tropfen
Mit 30 ml süßem Mandelöl mischen.

Ölmischung für Mittags

Zedernholz-Öl, 4 Tropfen
Niaouli-Öl, 3 Tropfen
Zitronen-Öl, 2 Tropfen
Mit 30 ml süßem Mandelöl mischen.

Ölmischung für den Abend

Bergamotte-Öl, 7 Tropfen
Kiefernadel-Öl, 3 Tropfen
Ingwer-Öl, 1 Tropfen
Mit 30 ml süßem Mandelöl mischen.

Ölmischungen gegen Sorge

Mischen Sie eine der beiden Ölmischungen mit 20 ml süßem Mandelöl und 10 ml Johanniskrautöl.

Bergamotte-Öl, 5 Tropfen
Geranien-Öl, 3 Tropfen
Ingwer-Öl, 1 Tropfen

Rosmarin-Öl, 3 Tropfen
Zitronen-Öl, 2 Tropfen
Thymian-Öl, 1 Tropfen

Atmen ist eine natürliche, unbewusst ablaufende Körperfunktion. Eine schlechte Atemtechnik hat einen negativen Einfluss auf unsere Energie, Vitalität und sogar auf die Geschwindigkeit unseres Alterns. Der gesamte Stoffwechsel, Kreislauf, das Nervensystem, die Verdauung und die Nährstoffaufnahme hängen vom richtigen Verhältnis zwischen Sauerstoff und Kohlendioxid im Blut ab – sogar das Denken und Fühlen wird beeinflusst.

Wenn Babys einatmen, füllen sie die gesamte Lunge mit Luft. Sie inhalieren damit das Maximum an Sauerstoff und geben die richtige Menge an Kohlendioxid ab. Die meisten Erwachsenen atmen falsch: sie füllen lediglich den oberen Teil der Lunge mit Sauerstoff und atmen mit schnellen Bewegungen kurz und flach in den Brustraum, insbesondere wenn sie unter Stress stehen. Viele Gesundheitsprobleme können mit schlechter Atmung zusammenhängen. Dazu gehören neben ständiger Müdigkeit und Lethargie auch Kopfschmerzen, Herzklopfen, Asthma, chronische Atemwegserkrankungen, Angstzustände, Depressionen und ein geschwächtes Immunsystem.

Die richtige Atemtechnik zu erlernen, ist oft ein großer Schritt zu mehr Energie! Auch der Schwung, mit dem wir das Leben angehen, wird oft verbessert, wenn der Körper auf voller Leistung arbeiten kann. Alle alten Kulturen wandten Techniken des „Energie-Atmens" an. Sie inhalierten Kräuterdämpfe und Weihrauch, um die Tiefenatmung und -entspannung zu verbessern und ihre Spiritualität zu stärken. Ihre Übungen sind heute in Entspannungstechniken wie Yoga, Tai Chi, Meditation, Visualisierung und Hypnotherapie integriert. Yoga und Tai Chi kombinieren Bewegung und sanftes Stretching mit Tiefenatmung. Diese Techniken können Sie sich mit Hilfe verschiedener Selbsthilfebücher aneignen *(siehe S. 79)*. Zusammen mit dem Inhalieren Ätherischer Öle können sie der Schlüssel zum richtigen Tiefenatmen sein. Haben Sie die „neue alte Atemkunst" wiedererlernt, sollten Sie zum positiven Beginn und Abschluss jeden Tages je fünf Minuten entspannte Tiefenatmung probieren.

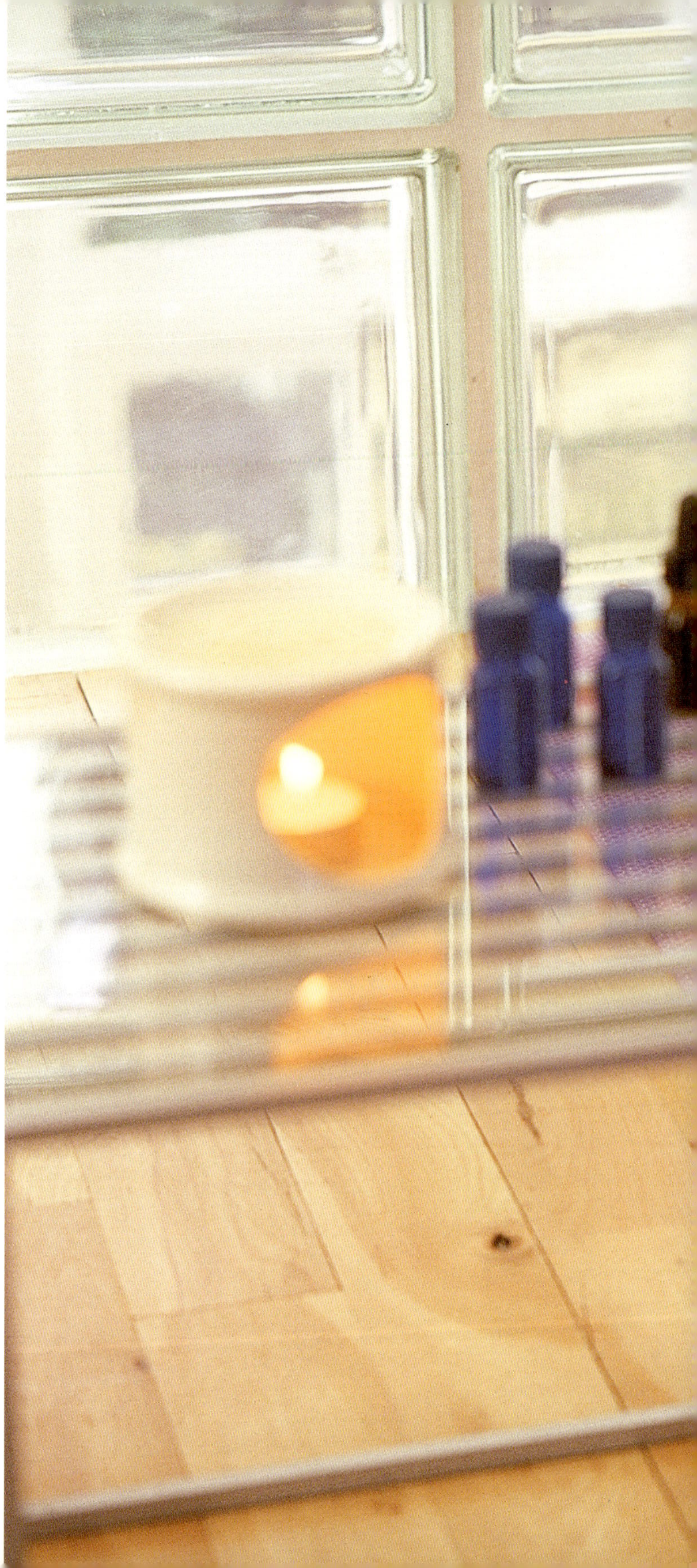

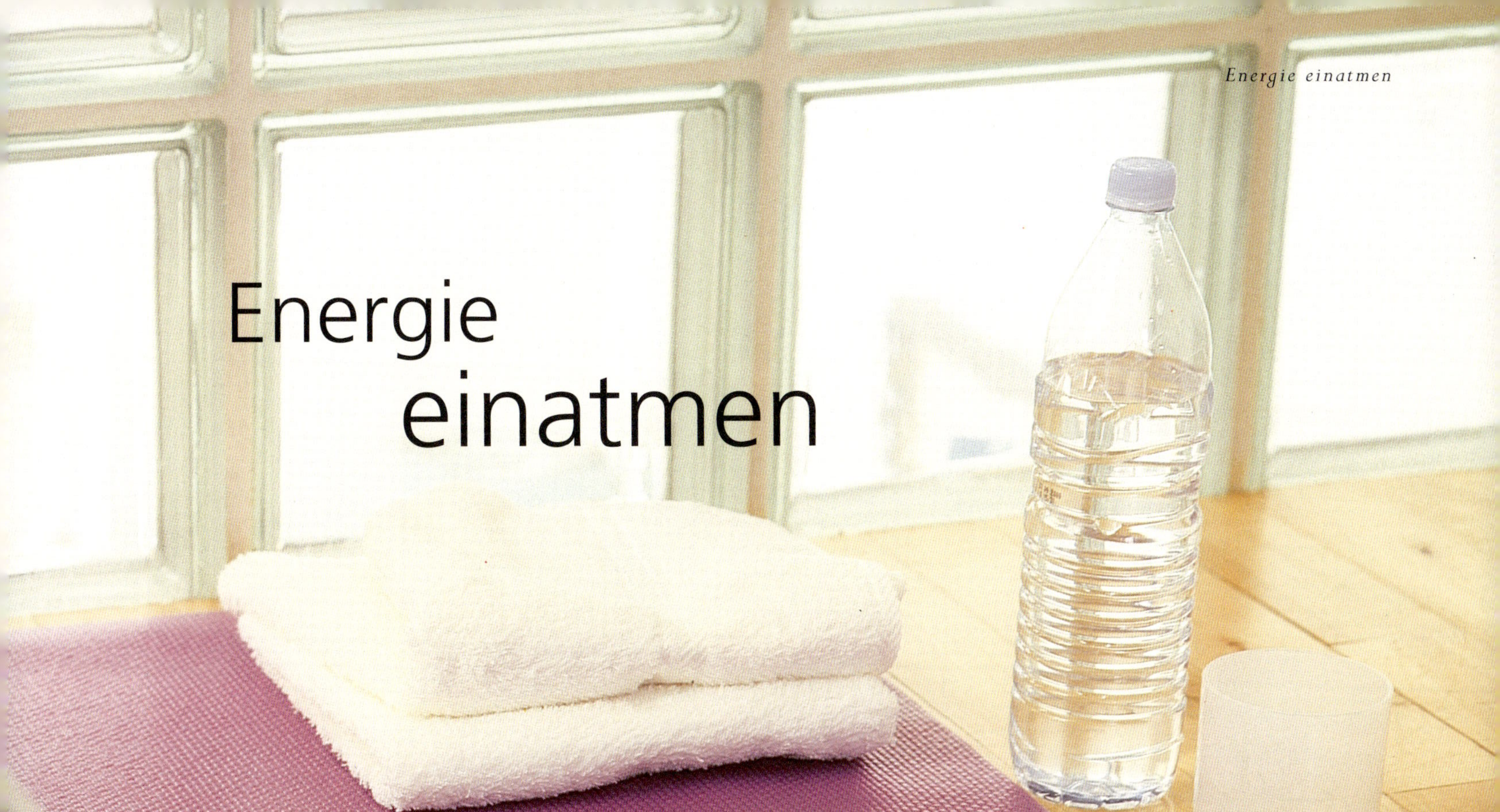

Energie einatmen

Tiefenatmung

Das Verdampfen bestimmter Ölmischungen unterstützt die Tiefenatmung. Es hilft dabei, einen klaren Kopf zu bekommen und die Konzentration auf den Atemvorgang zu fokussieren. Dabei bringt es das Immunsystem in Topform und schafft eine gereinigte Atmosphäre (stimulierende Ölmischungen sollten nicht am Abend verwendet werden).

Erfrischungs-Ölmischung für Frühaufsteher

Erfrischt und belebt die Sinne und erhöht die Konzentrationsfähigkeit:

Grapefruit-Öl, 4 Tropfen
Rosmarin-Öl, 2 Tropfen
Limetten-Öl, 2 Tropfen

Aufbauende Ölmischung für den Tag

Hebt die Stimmung, fördert Harmonie und Vitalität und reinigt die Atmosphäre.

Bergamotte-Öl, 4 Tropfen
Zedernholz-Öl, 2 Tropfen
Wacholder-Öl, 2 Tropfen

Ölmischung gegen Sekretstau

Eine würzige, wärmende Kombination. Fördert das Immunsystem und bringt neue Energie.

Rosmarin-Öl, 2 Tropfen
Schwarzer Pfeffer-Öl, 1 Tropfen

Bewegung ist eine der wichtigsten Methoden zum Vitalitätsaufbau. Paradoxerweise gilt bei jeder Art von Bewegung, dass zunächst ein gewisser Grad an Energie aufgewandt werden muß, um mittelfristig mehr davon zu gewinnen. Bewegung hält alle Muskeln, einschließlich die des Herzens und der Arterienwände fit, und stärkt das Atemsystem. Sie stimuliert das Immunsystem und erhöht die Fähigkeit des Körpers zu entgiften, indem sie Blutzirkulation und Lymphfluss ankurbelt. Transpiration und Verdauung

Körper & Geist beleben

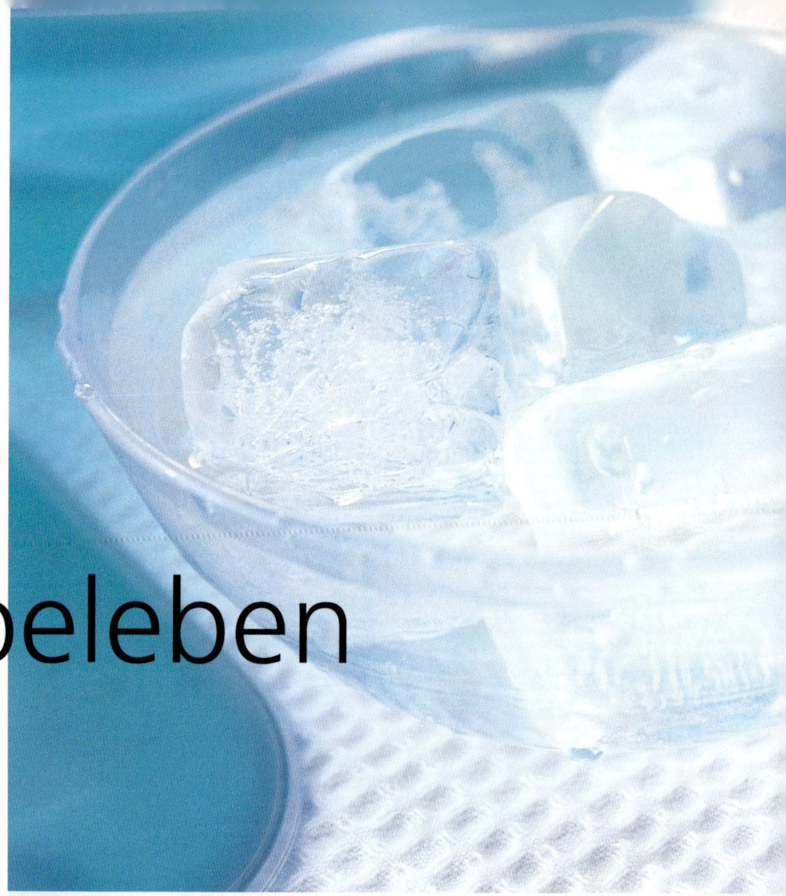

werden angeregt, sowie der Ausstoß von Kohlendioxid und die Aufnahme von Sauerstoff beschleunigt. Der erhöhte Sauerstoffgehalt im Körper führt zur Energiesteigerung. Bewegung wirkt sich auch positiv auf die Stimmung aus und fördert Entspannung sowie einen erholsamen Schlaf.

Eine gute Methode zum Entspannen und Auftanken ist, sich in einer Sportart fit zu machen. Die körperliche Bewegung hilft dabei, den während des Tages aufgestauten Ärger oder Frust loszuwerden, eine richtige Ausführung fordert die Aufmerksamkeit, so dass Sorgen und Stress vergessen werden. Wer Spaß bei der Bewegung hat, profitiert umso mehr davon und steigert seine Motivation, dabei zu bleiben.

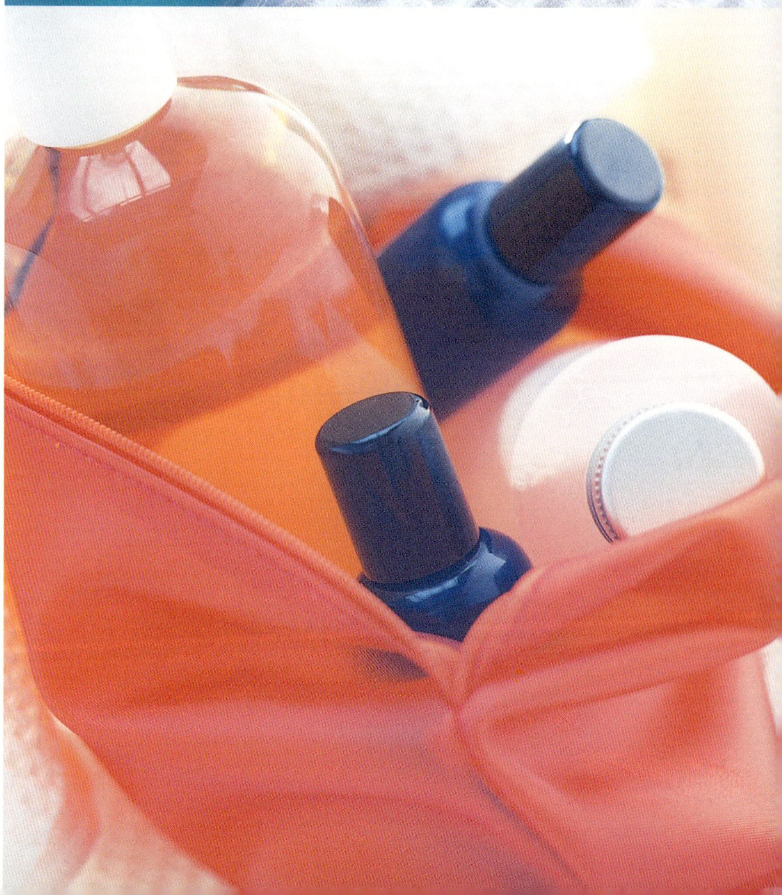

Selbst ein flotter Spaziergang über die Felder kann schon einen äußerst positiven Effekt auf die Gesundheit haben und Energie wie Vitalität steigern. Wir fühlen uns bis in die letzte Faser vital und erholt. Die Luft, die wir in freier Natur atmen, ist von bester Qualität, und unsere Sinne werden vom Anblick friedvoller Landschaften und den Geräuschen und Gerüchen der Umgebung beflügelt. Auch Schwimmen ist eine ausgezeichnete Form körperlicher Ertüchtigung, da die ausgeführten Bewegungen sanft und effektiv sind und beinahe alle Muskeln des Körpers auf einmal trainiert werden.

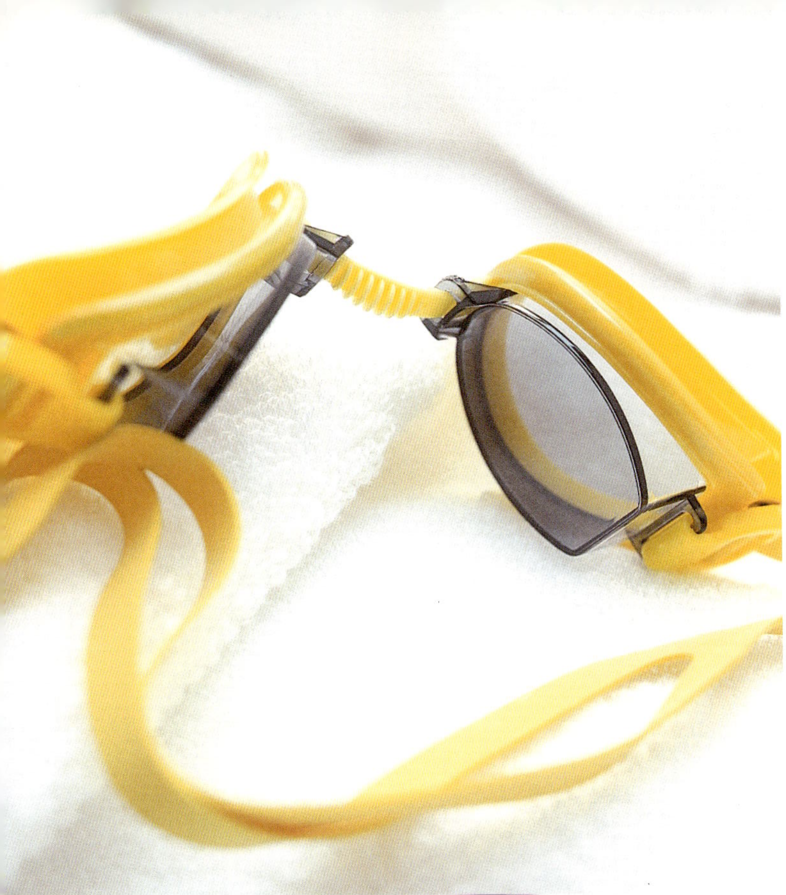

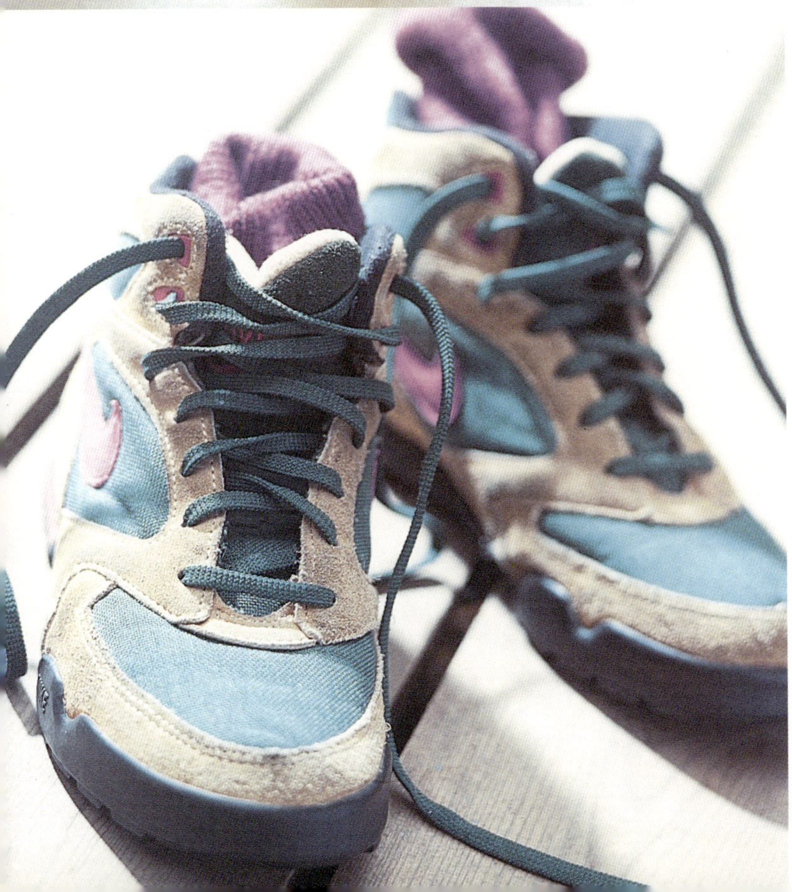

Ätherische Öle für den Sport

Massageöl vor der Bewegung

Wärmt die Muskeln und beugt Muskelkater vor. Die Öle werden mit 20 ml süßem Mandelöl vermischt und kräftig in die Beine einmassiert:

Kiefernadel-Öl, 4 Tropfen
Rosmarin-Öl, 3 Tropfen
Schwarzer Pfeffer-Öl, 1 Tropfen

Massageöl nach der Bewegung

Verringert die Gefahr von Muskelkater und -krämpfen und beugt Steifheit vor. Die Öle werden mit 20 ml süßem Mandelöl vermischt:

Zypressen-Öl, 4 Tropfen
Zitronen-Öl, 2 Tropfen
Rosmarin-Öl, 2 Tropfen
Eukalyptus-Öl, 1 Tropfen

Kalte Kompresse bei gezerrten Muskeln

Zur Behandlung eines gezerrten Muskels wird 1 Tropfen Pfefferminzöl in einer Schüssel Eiswasser verrührt. Tränken Sie ein Mulltuch mit dem Wasser, wringen Sie es aus, und legen Sie das Tuch auf die schmerzende Stelle. Das Tuch 20 Minuten lang wiederholt tränken und auflegen. (Hinwies: Nach der Behandlung die schmerzende Stelle mit reinem Lavendelöl einreiben, um den Heilungsprozeß zu fördern, Schmerzen zu lindern und blaue Flecken zu verringern.)

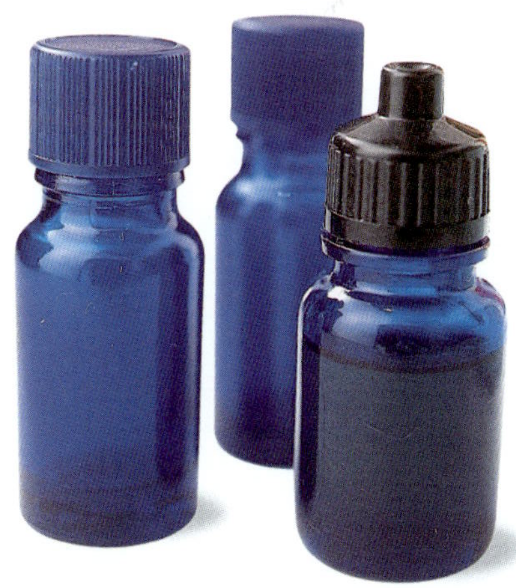

Den Körper reinigen

Viel Wasser zu trinken, heißt,

alle internen Mechanismen des Körpers

zu unterstützen und zu stärken.

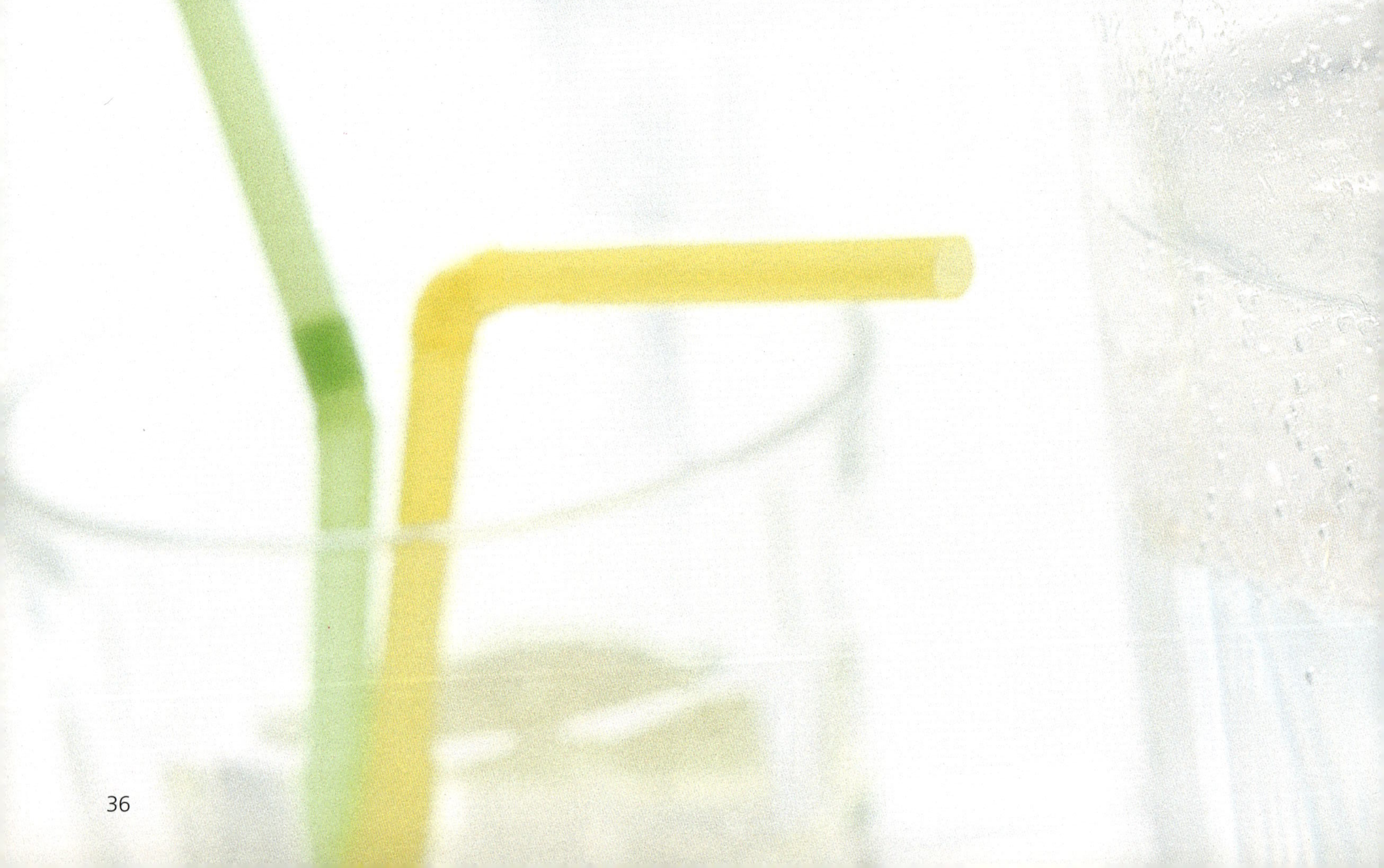

Wasser ist für den Erhalt und die Steigerung unserer Vitalität unverzichtbar. Es kann den Alterungsprozess verlangsamen, lässt den Teint strahlen, die Haare glänzen und bringt Lebensfreude in unsere Augen. Obwohl unser Körper es braucht, um die Anforderungen des täglichen Lebens und die aufgenommene Nahrung zu verarbeiten, sind die meisten von uns ständig dehydriert (mit Wasser unterversorgt). Ein großer Teil unseres Körpers besteht aus Wasser; jede lebensnotwendige Zellfunktion hängt vom richtigen Verhältnis zwischen Wasser und Nährstoffen in der Zelle ab. Volumenmäßig besteht unser Gehirn zu 75 Prozent aus Wasser – daran lässt sich ersehen, dass ein Wassermangel Konzentrationsfähigkeit, Wahrnehmung und Laune drastisch beeinflussen kann. Dehydration führt auch zur Verlangsamung aller Prozesse, angefangen vom kleinsten chemischen Austausch in der Zelle bis hin zu unserem energetischen Potential. Zuwenig Wasser im Körper führt zu schlechter Fettverbrennung; der Körper legt leichter an Gewicht zu. Der Blutkreislauf staut, so dass weniger Sauerstoff und Nährstoffe durch den Körper transportiert werden, was uns müde und schlapp macht. Wer trinkt, was der Körper braucht, verbessert sein Energiepotential, Durchhaltevermögen und die Konzentration, auch ist er weniger anfällig für Stress, Sorgen und Erschöpfung.

Durchschnittlich verliert der Körper ungefähr acht Gläser Wasser pro Tag. Es ist also angeraten, zwischen zwei und vier Litern täglich zu trinken. Trinken Sie gleich nach dem Aufstehen ein bis zwei Gläser und reichlich mehr über den Tag verteilt, selbst wenn Sie nicht durstig sind. Interessanterweise führt eine erhöhte Wasseraufnahme nicht dazu, dass Sie nachts öfters aufstehen müssen. Der Körper hat sich bereits während des Tages ausreichend entgiftet, so dass dies oft nachts gar nicht mehr nötig ist. Reichliches Trinken wirkt auch Wassereinlagerungen und aufgequollener Haut entgegen.

Es ist eine traurige Tatsache, dass reines, sauberes Wasser heutzutage nur schwer zu finden ist. Leitungswasser enthält oft bis zu 2.000 verschiedene Verunreinigungen. Kohlefilter, Umkehrosmose und sanfte Destillationsvorrichtungen können zur Wasserreinigung eingesetzt werden. Alternativ ist natürliches, stilles Mineralwasser in Flaschen zu empfehlen. Allerdings lohnt auch hier ein Blick auf das Etikett, da nicht jedes Flaschenwasser reines Mineralwasser ist; Mineralwasser in Plastikflaschen kann durch Kontakt mit dem Plastik und bei falscher Lagerung verdorben sein.

Die Aufnahme von reichlich Fruchtsäften, Tee und Kaffee ist überhaupt nicht mit dem Trinken von Wasser vergleichbar. Der Vorteil von reinem Wasser ist, dass es die Filtrationsmechanismen des Körpers nicht noch weiter belastet, sondern alle internen Abläufe stärkt. Kaffee macht im Gegensatz dazu abhängig und verursacht häufig Kopfschmerzen, Schlafstörungen, Angstzustände und Nervosität. Dazu hebt Kaffee den Blutdruck, regt die Magensäureproduktion an und wirkt dehydrierend. Das besonders in Tee enthaltene Tannin reizt ebenfalls die Verdauung. Zuviel davon kann zu einer übermäßigen Aufnahme von Fluoriden und einer schlechten Eisenabsorption führen. Mäßiger Alkoholgenuss kann angenehm sein und ist relativ harmlos. Zu häufiger oder übermäßiger Konsum reduziert das Energiepotential des Körpers allerdings drastisch, schwächt das Immunsystem sowie alle Körpersysteme, insbesondere die Leber, unser Entgiftungsorgan.

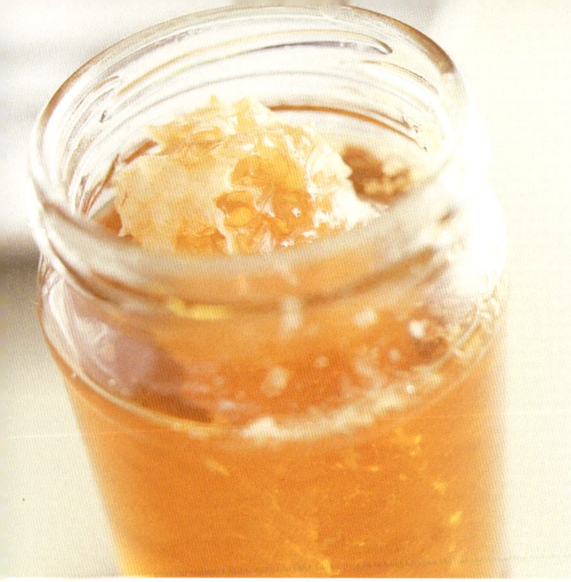
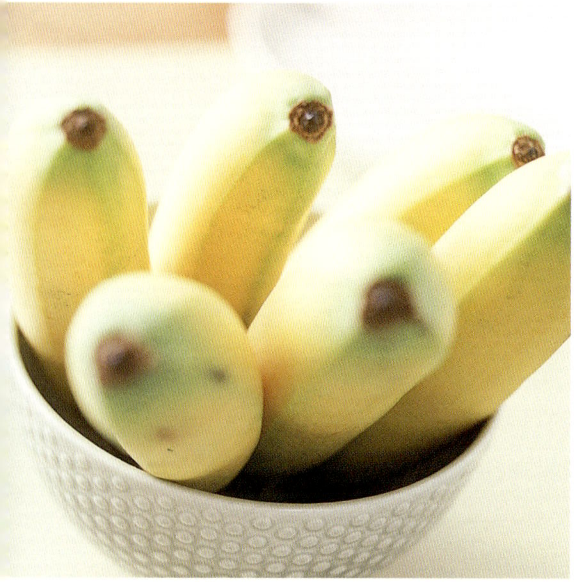
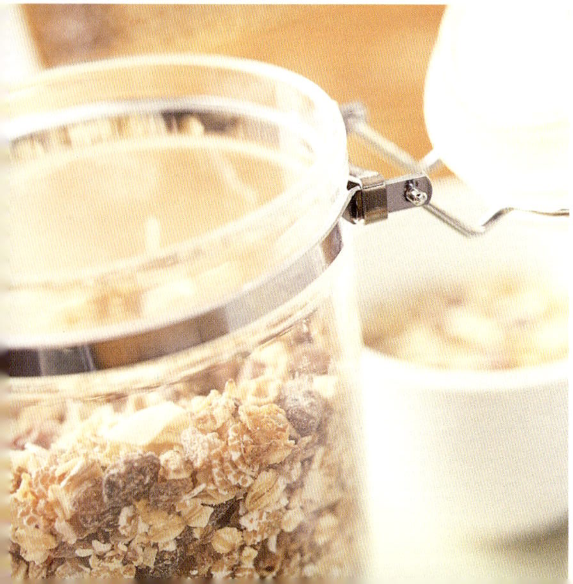
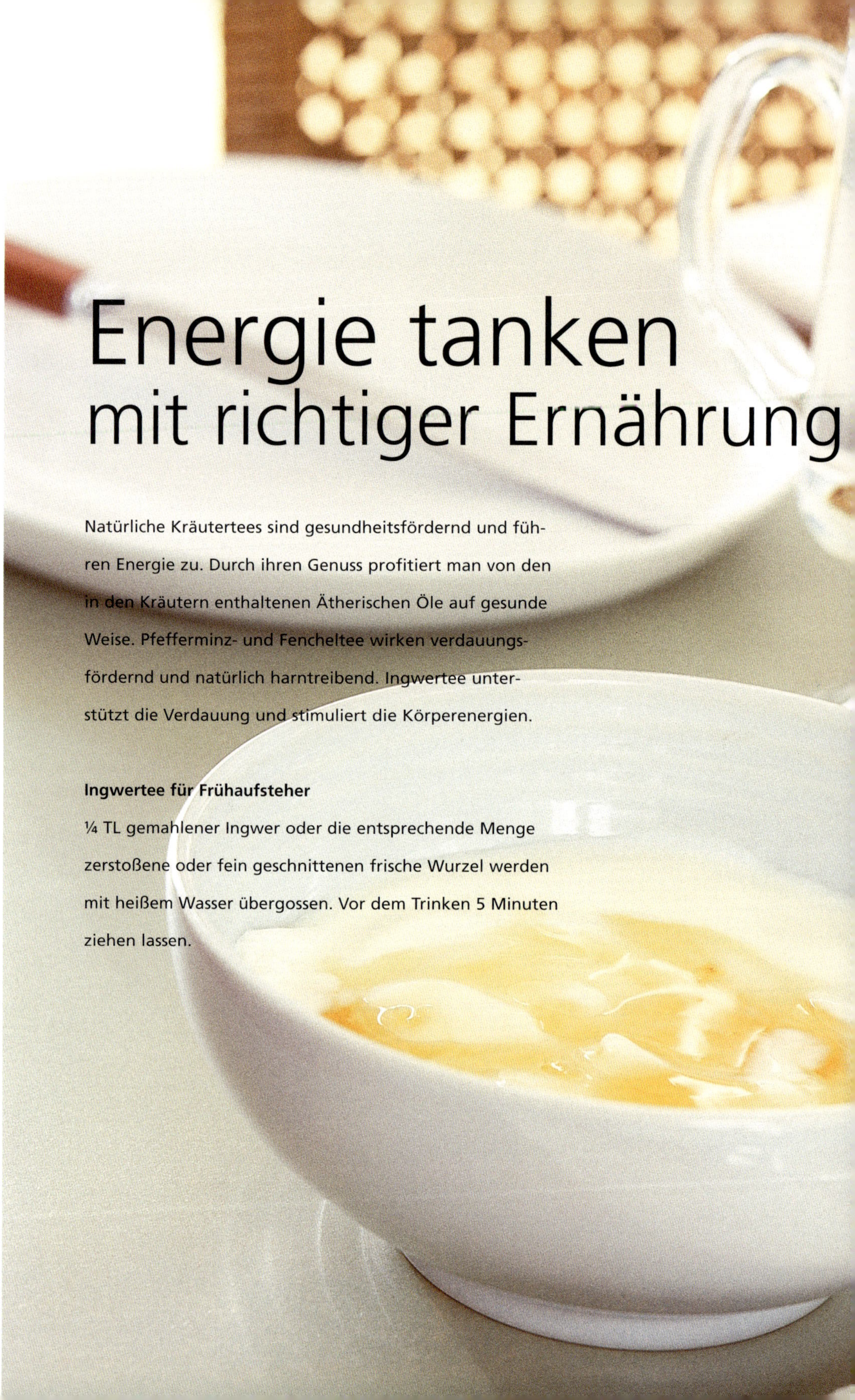

Energie tanken mit richtiger Ernährung

Natürliche Kräutertees sind gesundheitsfördernd und führen Energie zu. Durch ihren Genuss profitiert man von den in den Kräutern enthaltenen Ätherischen Öle auf gesunde Weise. Pfefferminz- und Fencheltee wirken verdauungsfördernd und natürlich harntreibend. Ingwertee unterstützt die Verdauung und stimuliert die Körperenergien.

Ingwertee für Frühaufsteher

¼ TL gemahlener Ingwer oder die entsprechende Menge zerstoßene oder fein geschnittenen frische Wurzel werden mit heißem Wasser übergossen. Vor dem Trinken 5 Minuten ziehen lassen.

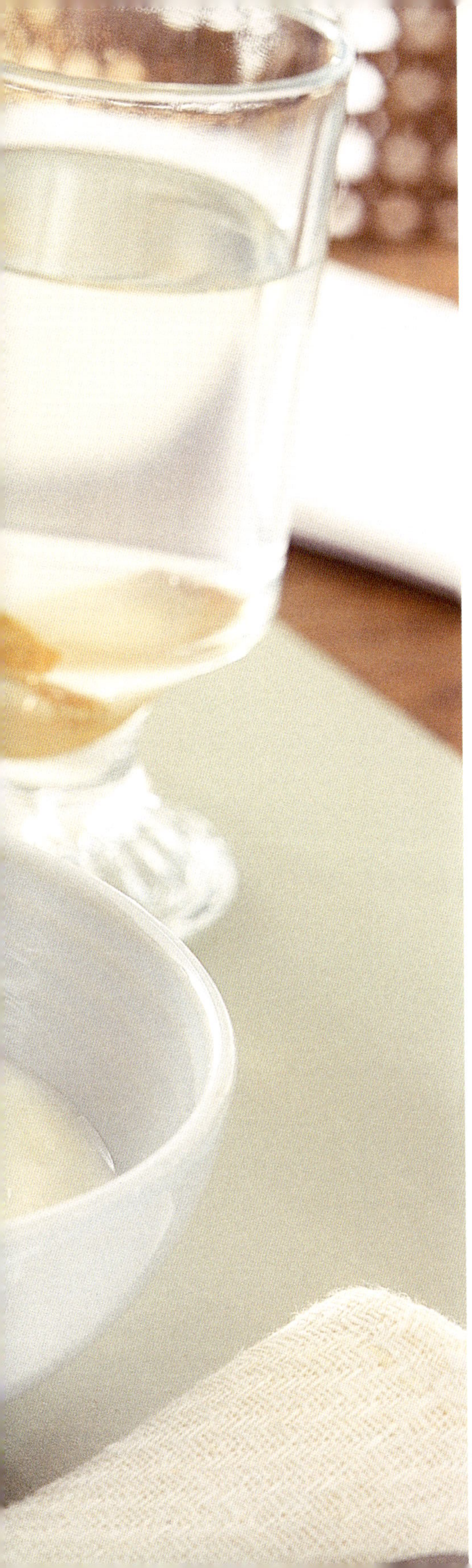

Schlechte Ernährung bremst unsere Energie und Vitalität. Das Körpersystem arbeitet langsam und reichert sich mit Giftstoffen an, die in unserer Nahrung zunehmend zu finden sind – Chemikalien, Weißzucker, Fabrikfette, künstliche Süßstoffe, Geschmacks- und Konservierungsstoffe und zuviel Salz.

Als gesündere Alternative bieten sich organisch-biologische Lebensmittel an, die ohne künstliche Zusatzstoffe auf den Markt kommen. Sie sind in der Regel frischer und enthalten mehr Nährstoffe. Ersetzen Sie weißen Zucker durch Rohzucker oder Honig, Salz durch Sojasauce, Miso, Algenextrakte oder Salzersatz auf Kaliumbasis. Verwenden Sie anstelle gesättigter Öle hochwertige kaltgepresste Öle und statt Margarine eine ungehärtete Alternative, am besten wenig ungesalzene Biobutter.

Eine ausgewogene, gesunde, belebende Ernährung sollte sich aus ungefähr 20 Prozent Eiweiß, 30–40 Prozent Gemüse sowie 30 Prozent vollwertigem Getreide und Getreideprodukten (unpolierter Reis, Weizen, Dinkel, Mais, Haferflocken) sowie 10–20 Prozent Früchten und Nüssen zusammensetzen. Nahrungsmittel mit hohem Ballaststoffgehalt und essentiellen Fettsäuren (in gutem Olivenöl und fettem Fisch) sind zu empfehlen. Meiden sie solche mit einem hohen Anteil an Zucker, Salz und gesättigten Fetten (wie Käse, Sahne, Milch, rotes Fleisch und Tiefkühlkost). Kauen Sie gründlich und essen Sie langsam. Trinken Sie eher vor oder nach den Mahlzeiten, nicht dazwischen. Die Verdauungssäfte würden dadurch verdünnt, was sie weniger effektiv macht und insgesamt das Säure-Basen-Gleichgewicht stört.

Unverträglichkeiten gegenüber bestimmten Nahrungsmitteln werden immer häufiger und können Gesundheit sowie Vitalität beeinträchtigen. „Klassische" Lebensmittelallergien bestehen beispielsweise gegen Gluten (Weizen), Milchprodukte (Kuhmilch, Käse, Sahne, Joghurt) und Hefe (Brot, Wein, Bier). Die Trennkost wirkt sich bei den meisten Menschen positiv auf die Gesundheit aus. Das Prinzip ist die strikte Trennung von eiweißhaltigen und kohlenhydrathaltigen Nahrungsmitteln. Die Theorie dieser Art der Ernährung ist, dass die Aufnahme von „Lebensmitteln, die sich bekämpfen" die Körperenergien stark mindert und die verschiedenen Stoffe nicht effektiv verdaut werden können und die Aufnahme der Inhaltsstoffe mehr Energie verbraucht als bei getrennter Verarbeitung.

Kurze Fastenzeiten können sich äußerst reinigend und energiebringend auf das gesamte Körpersystem auswirken und verhelfen auf sanfte Weise zu mehr Vitalität. Fastenkuren sollten idealerweise unter ärztlicher oder professioneller Aufsicht durchgeführt werden.

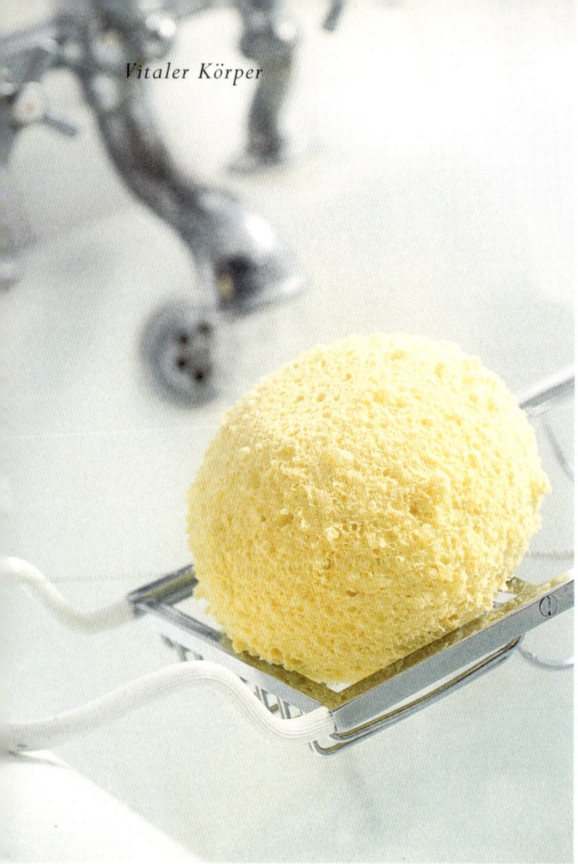

Reinigen & beleben

Sich mit Aromabädern zu Hause zu verwöhnen, belebt ungemein und ist eine wirkungsvolle Möglichkeit für die Verwendung von Ätherischen Ölen. Verrühren Sie die gewünschte Ölmischung vor dem Bad mit einem Teelöffel Pflanzenöl oder Milch, so löst sie sich gleichmäßig. Entspannen Sie mindestens 20 Minuten in der Wanne, um die Öle über die Haut in den Blutkreislauf aufzunehmen, und inhalieren Sie die ätherischen Dämpfe tief in die Lunge. Um die Wirkung des Bades zu verstärken, können Sie die gleiche Ölmischung auch in die Duftlampe geben, oder eine dicke Kerze abbrennen, bis sich um den Docht herum das Wachs verflüssigt hat. Dann blasen Sie die Kerze aus und tropfen Ihre Bade-Ölmischung in das Wachs, bevor Sie die Kerze wieder anzünden (das Öl sollte dabei nicht an den Docht gelangen, da es entzündlich ist).

Zum Duschen können die gleichen Ölmischungen verwendet werden. Verdoppeln Sie dazu die Anzahl der Tropfen und geben Sie die Mischung zu 100 ml eines neutralen, unparfümierten Duschgels. Besonders vitalisierend ist hier die Möglichkeit des Wechselduschens. Der erfrischende Wechsel zwischen Heiß und Kalt regt Kreislauf und Lymphfluss an und kräftigt dadurch den Körper.

Sehr stimulierend wirkt auch eine Bürstenmassage der Haut. Sie erhöht die Entgiftungstätigkeit des Körpers, regt den Lymphfluss an und verbessert den Abtransport von Abfallprodukten über die Haut. Für einen frühmorgendlichen Energieschub verwenden Sie am besten eine Bürste mit langem Stiel und festen Naturborsten und reiben damit vor dem Bad den gesamten Körper ab. Beginnen Sie mit gleichmäßigen Strichen entlang der Fußsohlen, die Beine hoch, über Gesäß, Rücken bis über die Schultern, und von den Händen an den Innen- und Außenseiten der Arme entlang nach oben. Den Bauch- und Brustbereich nur sanft bürsten; kreisende Bewegungen auf dem Unterbauch stimulieren die Verdauung.

Das Aussehen unserer Haare spiegelt unseren inneren Zustand wider, und strähniges, kraftloses Haar kann ein Zeichen mangelnder Vitalität sein. Mehr Glanz erhält das Haar mit einer Spülung aus 4 Tropfen Rosmarinöl in einem Liter lauwarmen Wassers nach dem Waschen. Die Anwendung eines Haartonikums zweimal wöchentlich ist ebenfalls sehr wirksam.

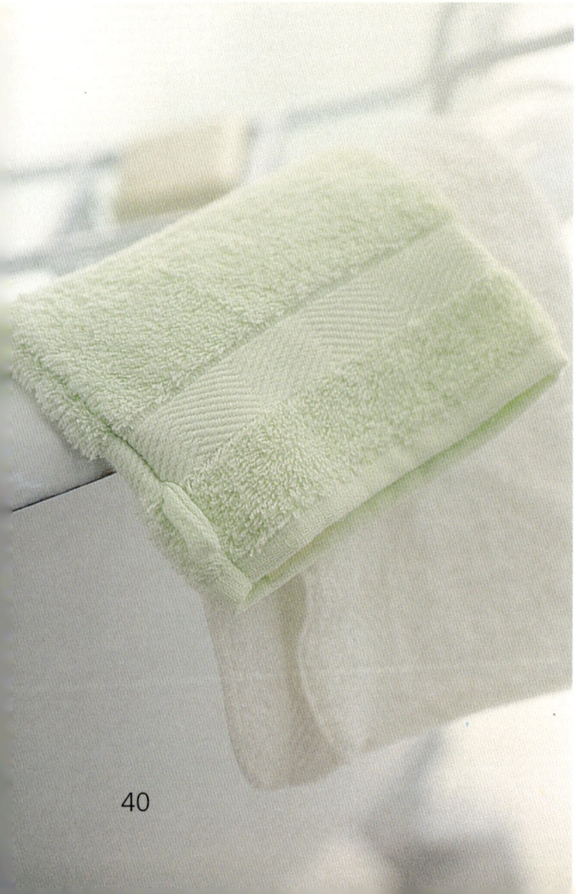

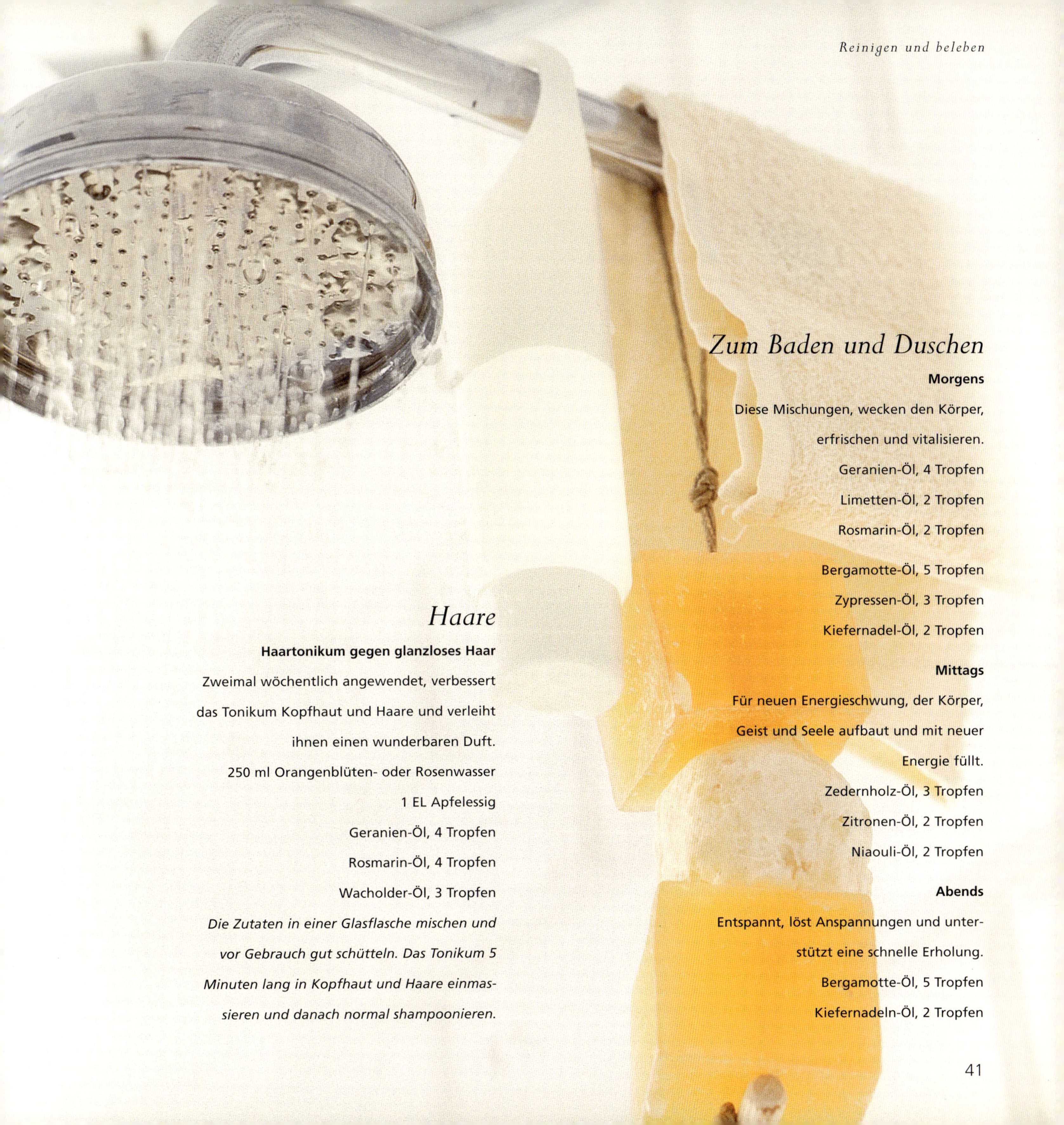

Zum Baden und Duschen

Morgens

Diese Mischungen, wecken den Körper, erfrischen und vitalisieren.

Geranien-Öl, 4 Tropfen
Limetten-Öl, 2 Tropfen
Rosmarin-Öl, 2 Tropfen

Bergamotte-Öl, 5 Tropfen
Zypressen-Öl, 3 Tropfen
Kiefernadel-Öl, 2 Tropfen

Mittags

Für neuen Energieschwung, der Körper, Geist und Seele aufbaut und mit neuer Energie füllt.

Zedernholz-Öl, 3 Tropfen
Zitronen-Öl, 2 Tropfen
Niaouli-Öl, 2 Tropfen

Abends

Entspannt, löst Anspannungen und unterstützt eine schnelle Erholung.

Bergamotte-Öl, 5 Tropfen
Kiefernadeln-Öl, 2 Tropfen

Haare

Haartonikum gegen glanzloses Haar

Zweimal wöchentlich angewendet, verbessert das Tonikum Kopfhaut und Haare und verleiht ihnen einen wunderbaren Duft.

250 ml Orangenblüten- oder Rosenwasser
1 EL Apfelessig
Geranien-Öl, 4 Tropfen
Rosmarin-Öl, 4 Tropfen
Wacholder-Öl, 3 Tropfen

Die Zutaten in einer Glasflasche mischen und vor Gebrauch gut schütteln. Das Tonikum 5 Minuten lang in Kopfhaut und Haare einmassieren und danach normal shampoonieren.

Gesichtspflege

Honig-Zitronen-Peeling
1 TL Salz
100 g Hafermehl
3 TL Milch
2 TL Zitronensaft
3 TL flüssiger Honig
Zitronen-Öl, 2 Tropfen
Eukalyptus-Öl, 1 Tropfen

Die Zutaten vermengen. Das Peeling sollte so fest sein, dass es nach dem Auftragen nicht vom Gesicht rutscht, eventuell noch mehr Hafermehl zugeben.

Gesichtsmaske für makellose Haut
½ Gurke (mit Schale), im Mixer püriert
1 TL Zitronensaft
3 gehäufte TL Hafermehl
Teebaum-Öl, 2 Tropfen
Geranien-Öl, 2 Tropfen

Gurke mit Zitronensaft und Hafermehl vermengen. Ätherische Öle zugeben und die Maske auf das Gesicht auftragen, die Augenpartie aussparen (eine Scheibe Gurke, auf die Augen gelegt, wirkt kühlend und gegen entzündete Augen). Die Maske 5–10 Minuten wirken lassen und dann abnehmen. Auf Hautunreinheiten kann nun mit einem sauberen Wattestäbchen vorsichtig ein Tropfen Teebaum-Öl aufgetragen werden.

Strahlend frische Haut

Apfel-Geranien-Peeling
1 gehäufter EL Hafermehl
2 TL rohes Apfelpüree
Geranien-Öl, 2 Tropfen
Wacholder-Öl, 1 Tropfen
Falls nötig, wenig Wasser oder Apfelsaft zum Binden.

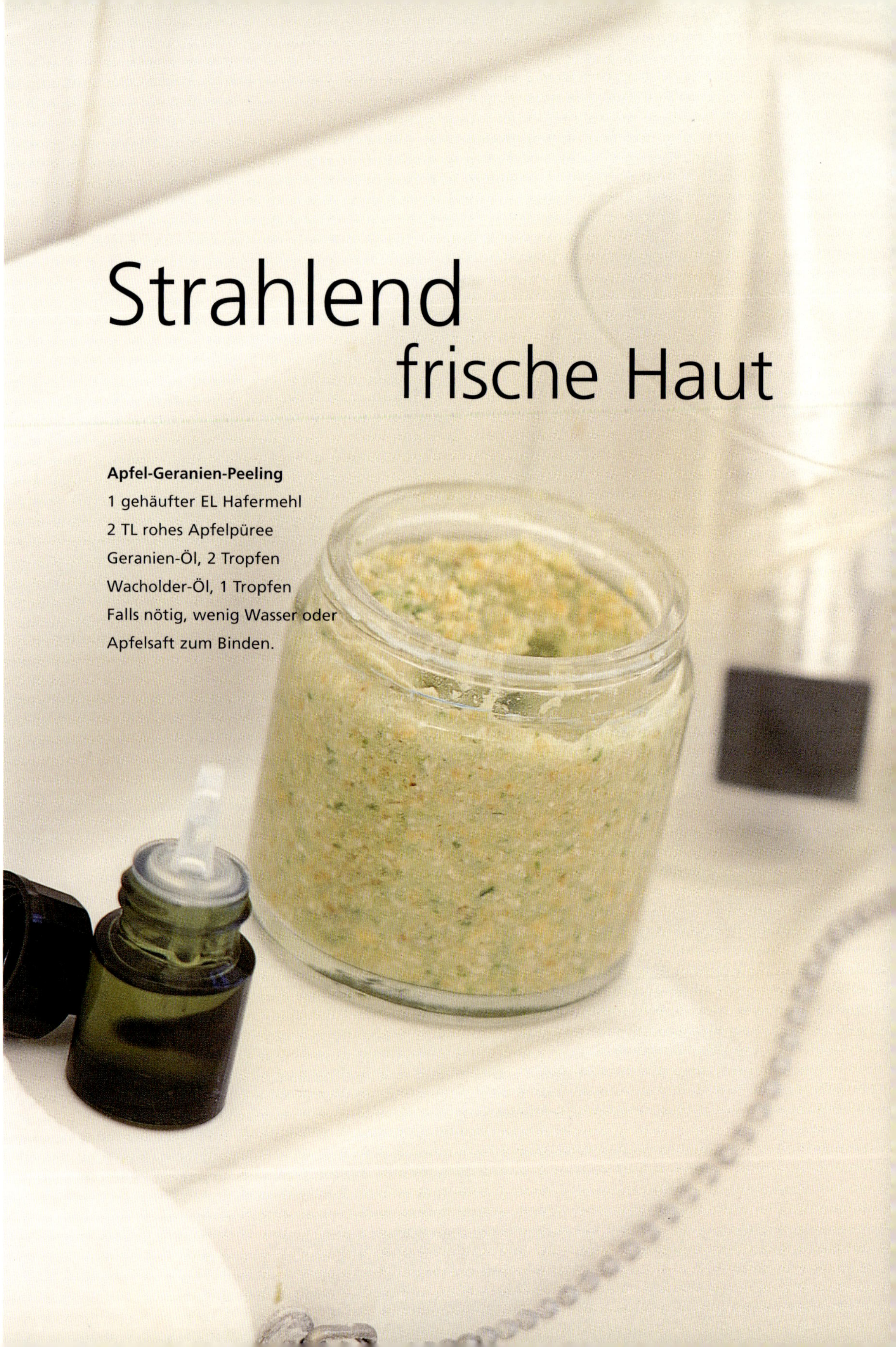

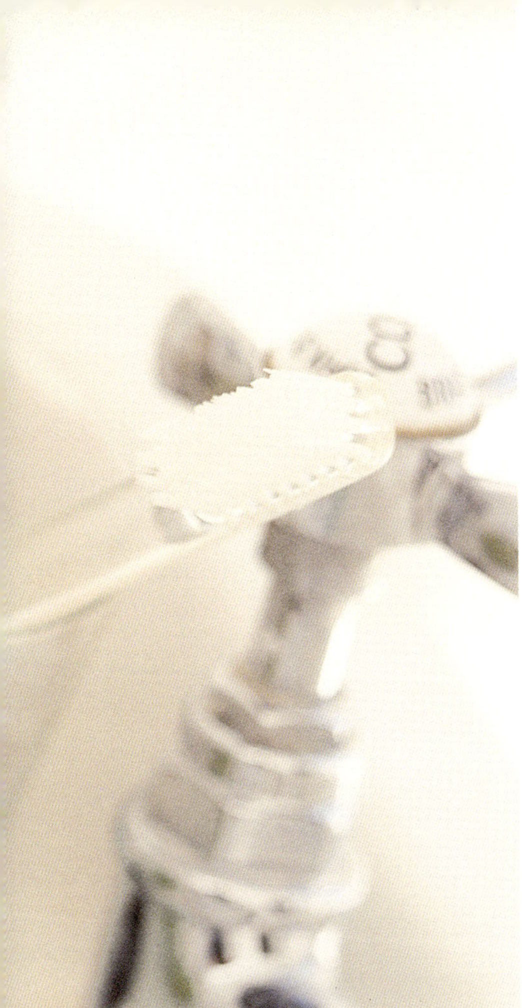

Ölmischungen für Gesichts-Dampfbäder

Eine der folgenden Mischungen in eine Schüssel heißes (nicht kochendes) Wasser geben:

Geranien-Öl, 4 Tropfen
Zypressen-Öl, 3 Tropfen
Zitronen-Öl, 1 Tropfen

Eine Handvoll frischen Rosmarin, Fenchel und Thymian oder deren Öle (Rosmarin 3 Tropfen, Fenchel 3 Tropfen, Thymian 1 Tropfen)

Eine Handvoll frische Pfefferminzblätter oder 1 Tropfen Pfefferminz-Öl

Eine Haut ohne Vitalität und ohne gesundes Strahlen profitiert von diesen Anwendungen, die die Durchblutung der Gesichtshaut fördern und die Erneuerungsmechanismen anregen, welche das Hautbild verbessern. Vor jeder Behandlung sollte das Gesicht gereinigt werden.

Gesichtsmasken oder Dampfbäder zweimal wöchentlich angewandt, entfernen tiefsitzende Unreinheiten und vitalisieren den Teint; nicht bei Couperose oder Asthma durchführen. Für ein Gesichtsdampfbad gießen Sie heißes, nicht kochendes Wasser in eine Schüssel mit der gewünschten Ölmischung. Beugen Sie sich mit dem Gesicht über die Schüssel; decken Sie Schüssel und Kopf mit einem Handtuch ab, damit der Dampf mit den Ätherischen Ölen nicht entweichen kann. Den Dampf nun mit geschlossenen Augen 5–10 Minuten wirken lassen und die Haut danach mit ein paar Handvoll sehr kaltem Wasser erfrischen. Das schließt die Poren und regt die Blutzirkulation an.

Ein Peeling zwei- bis dreimal wöchentlich (weniger oft bei trockener Haut) entfernt tote Hautzellen. Dazu die Peelingmaske mit sanft kreisenden Bewegungen auftragen, die Augenpartie aussparen. Ölige Partien auf Stirn, Nase, Kinn intensiver behandeln. Einige Minuten einwirken lassen und mit warmem Wasser abnehmen. Dann das Gesicht mit sehr kaltem Wasser erfrischen, mit einem Handtuch trockentupfen.

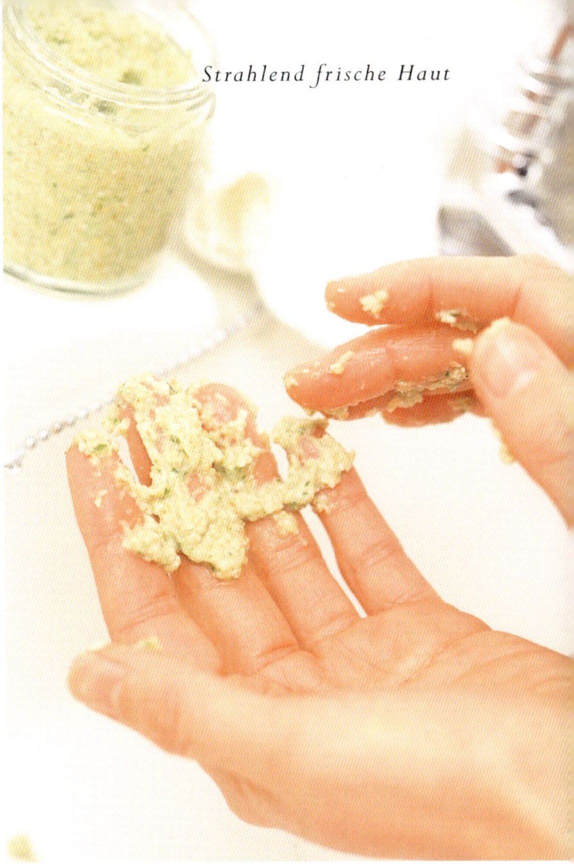

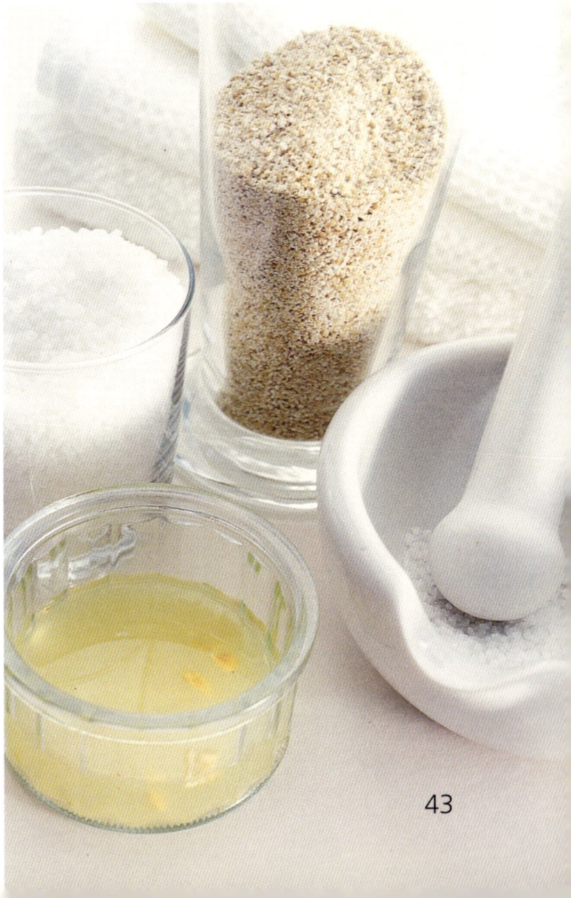

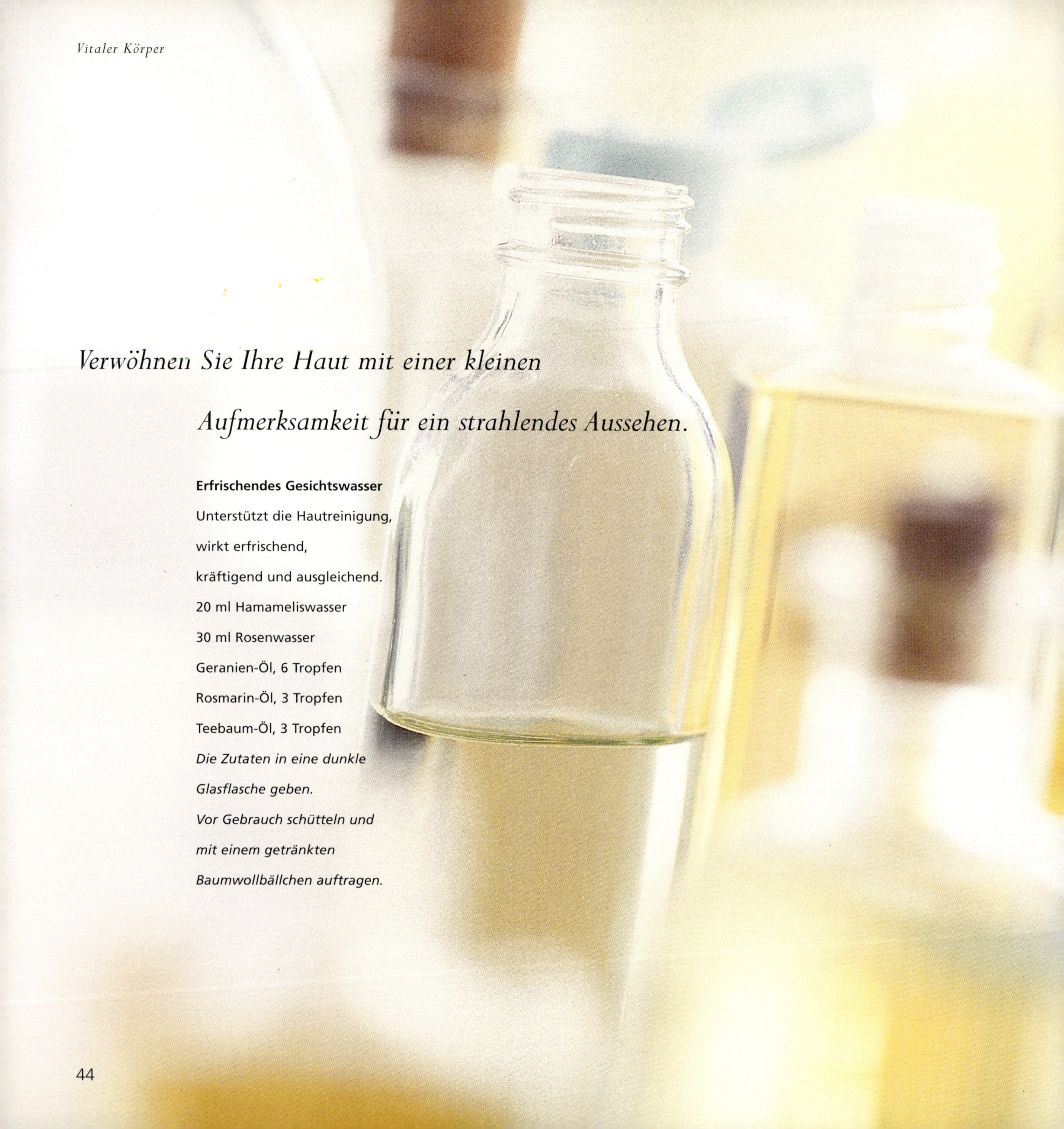

Verwöhnen Sie Ihre Haut mit einer kleinen Aufmerksamkeit für ein strahlendes Aussehen.

Erfrischendes Gesichtswasser

Unterstützt die Hautreinigung, wirkt erfrischend, kräftigend und ausgleichend.

20 ml Hamameliswasser
30 ml Rosenwasser
Geranien-Öl, 6 Tropfen
Rosmarin-Öl, 3 Tropfen
Teebaum-Öl, 3 Tropfen

Die Zutaten in eine dunkle Glasflasche geben. Vor Gebrauch schütteln und mit einem getränkten Baumwollbällchen auftragen.

Pflegende Feuchtigkeit

Nach einer ersten vitalisierenden Maßnahme wie einer Gesichtsmaske, dem Gesichtsdampfbad oder einem Peeling (siehe S. 42–43), freut sich Ihr Teint über die einfache Pflege mit Gesichtswasser und Feuchtigkeitscreme. Feuchtigkeitscremes sind eine besondere Wohltat, da sie vor Feuchtigkeitsverlust und Austrocknung schützen und dadurch zu einem weichen, geschmeidigen Teint beitragen.

Behandeln Sie die öligeren Gesichtspartien – Kinn, Stirn, Nase – mit einem leicht adstringierenden Gesichtswasser, um die Poren zu schließen und Hautunreinheiten vorzubeugen. Dann verwenden Sie eine leichte Feuchtigkeitscreme, bevor Sie Make-up auftragen. Tagsüber ist ein leichter, flüssiger Feuchtigkeitsbalsam mit Ätherischen Ölen ausreichend. Er verbessert das Hautbild und stimuliert die Zellerneuerungs- und Zellausbesserungsfunktionen der Haut. Vor dem Zu-Bett-gehen ist eine reichhaltigere Nachtcreme mit Vitaminen und Ätherischen Ölen wirksam, um das Hautbild zu verbessern, die Folgen der täglichen Beanspruchung zu lindern und dem Hautalterungsprozess entgegen zu wirken. Machen Sie es sich zur täglichen Gewohnheit, Make-up vor dem Schlafengehen vollständig abzunehmen, um Ihren Teint klar und gesund zu erhalten.

Feuchtigkeitsbalsam

Verwenden Sie den Balsam zwei- bis dreimal wöchentlich anstelle Ihrer gewohnten Feuchtigkeitscreme, oder zusätzlich zu Feuchtigkeitscreme mit Sonnenschutzfaktor.

5 ml Jojoba-Öl
5 ml Avocado-Öl
20 ml süßes Mandel-Öl
Bergamotte-Öl, 10 Tropfen
Geranien-Öl, 5 Tropfen

Die Zutaten zusammenschütten und vor dem Gebrauch gut aufschütteln. Eine dünne Schicht auf das Gesicht auftragen und den Balsam mit den Fingerspitzen einmassieren. 10 Minuten einwirken lassen und noch vorhandenen Balsam mit Kosmetiktüchern abtupfen.

Leichte Feuchtigkeitscreme für den Tag

5 EL Glyzerin
3 EL Rosenwasser
1000 IE Vitamin E
Bergamotte-Öl, 30 Tropfen
Geranien-Öl, 20 Tropfen

Die Zutaten in einer dunklen Glasflasche zusammenschütten und vor Gebrauch gut aufschütteln.

Wohltat für müde Augen

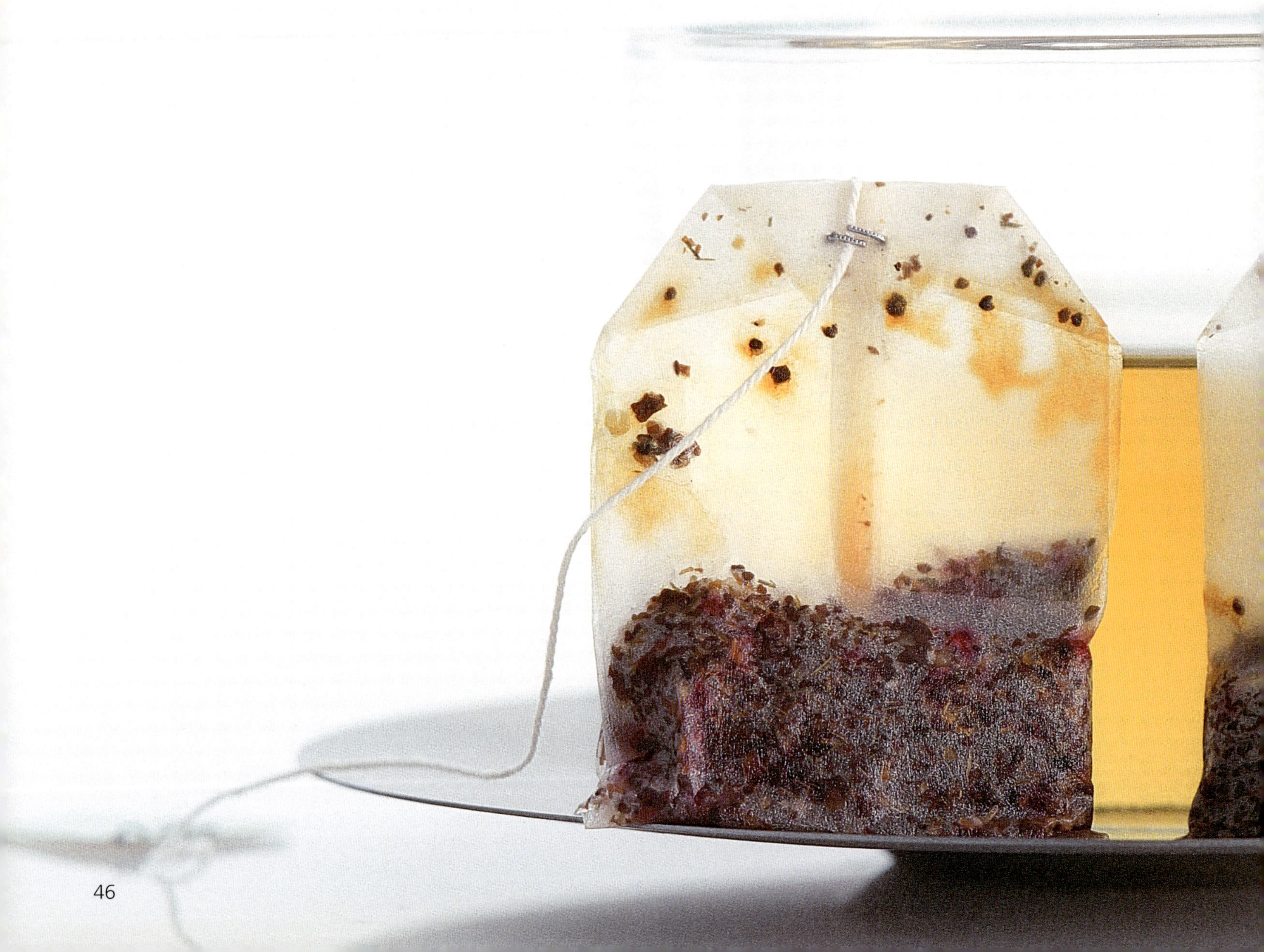

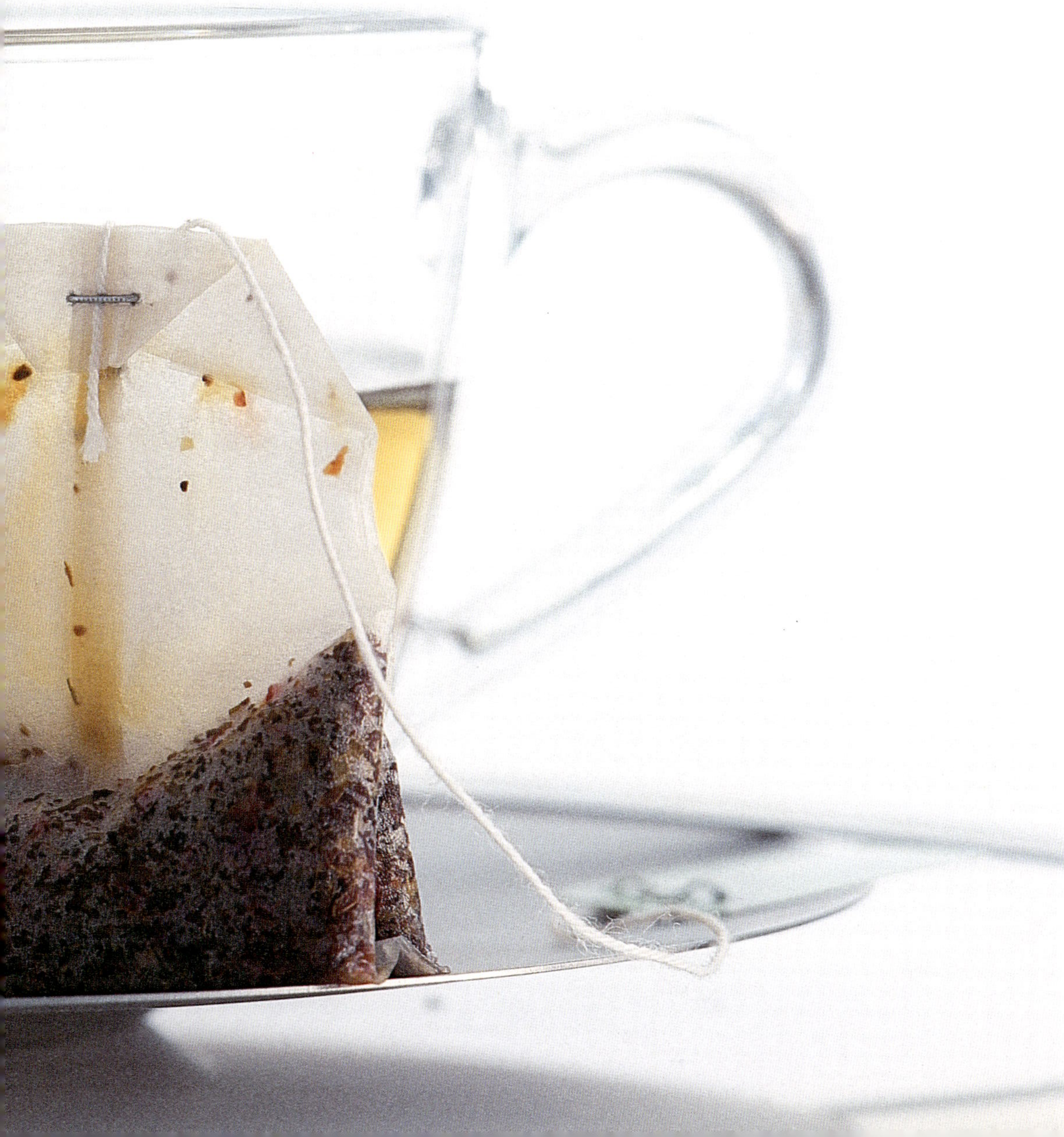

Augenkompressen

Ätherische Öle sollten auf der gesamten Augenpartie nur mit großer Vorsicht angewendet werden. In Form von Kompressen, die man einige Minuten auf die geschlossenen Augenlider auflegt, während man in der Badewanne liegt, können sie allerdings eine Wohltat für müde oder geschwollene Augen sein.

Teebeutel-Kompresse
2 Teebeutel Kamillentee überbrühen und 2 Minuten ziehen lassen. Den Teebeutel vorsichtig ausdrücken und in den Kühlschrank legen. Nochmals ausdrücken. Legen Sie sich nun hin und platzieren Sie je einen Teebeutel auf die geschlossenen Augen. Die Kamille 5–10 Minuten wirken lassen, die Teebeutel herunternehmen und das Gesicht mit einigen Handvoll kalten Wassers erfrischen.

Kompresse für müde Augen
Ein viereckiges Musselintuch in einer Schüssel mit kaltem Wasser und 1 Tropfen Kamille-Öl, aufgelöst in 1 Teelöffel Milch, tränken. Sanft ausdrücken und auf die geschlossenen Augen und die Stirn auflegen.

Kompresse für geschwollene Augen
Zwei Bällchen Baumwolle oder kleine Musselin- oder Mulltücher in Rosenwasser tränken und in den Kühlschrank stellen. Ausdrücken und 10 Minuten auf die geschlossenen Augen auflegen.

Fußbäder

Vor dem Schlafengehen
Wärmt, entspannt und baut auf. Die in 1 Teelöffel Pflanzenöl oder Milch gelöste Ölmischung wird in warmes (nicht heißes) Wasser gegeben, das die Füße bedeckt und mindestens über die Fußknöchel reicht:
Bergamotte-Öl, 5 Tropfen
Ingwer-Öl, 2 Tropfen
(Lavendel-Öl bringt zusätzliche Erleichterung bei schmerzenden Füßen oder Schlafstörungen)

Vor dem Ausgehen
Eine Schüssel mit warmem, eine mit kaltem Wasser bereitstellen (Füllhöhe siehe oben), dann in jedes Gefäß die in 1 Teelöffel Pflanzenöl oder Milch gelöste Ölmischung geben:
Geranie, 3 Tropfen
Rosmarin, 2 Tropfen
Schwarzer Pfeffer, 1 Tropfen
Die Füße 5 Minuten in der einen Schüssel baden, dann in die andere Schüssel stellen. 2–3 Mal wiederholen.

Gegen geschwollene Knöchel oder Füße
Die Ölmischung kann den Blutkreislauf anregen und Sekretstau lösen (nicht vor dem Schlafengehen anwenden). Sie kann auch als Massageöl bei Arthritis oder Gicht helfen. Die Ölmischung wird in 1 Teelöffel Pflanzenöl oder Milch gelöst:
Zitronen-Öl, 2 Tropfen
Zypressen-Öl, 2 Tropfen
Eukalyptus-Öl, 1 Tropfen

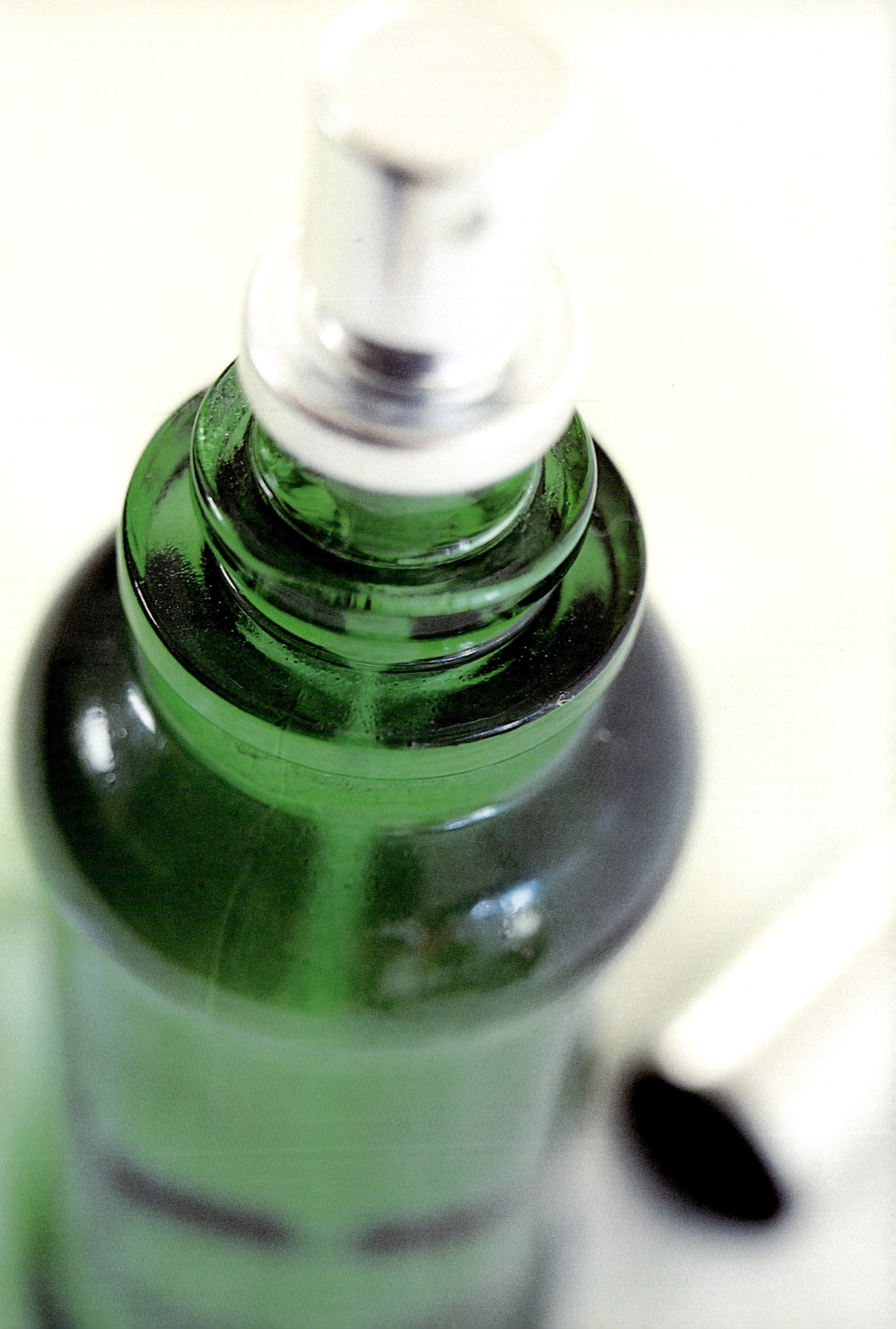

Frische für die Füße

Fuß-Massageöl

Diese beruhigende Ölmischung lindert schmerzende Füße und regt die Blutzirkulation an:

Wacholder-Öl, 4 Tropfen

Rosmarin-Öl, 3 Tropfen

Pfefferminz-Öl, 1 Tropfen

Mit 10 ml süßem Mandelöl und 5 ml Avocado- oder Weizenkeimöl verrühren.

Für müde Füße, die den ganzen Tag im Einsatz waren und oft genug in engen Schuhen leiden mussten, gibt es kaum etwas Angenehmeres als ein Fußbad. Selbst wenn die Zeit für ein Vollbad oder eine Dusche fehlt, lässt sich ein Fußbad während des Essens oder einer Minute Entspannens integrieren, vor dem Ausgehen oder vor dem Schlafengehen. Vielleicht wollen Sie sich dazu sogar eines der im Handel erhältlichen Fußbäder besorgen, die das Wasser aufsprudeln und Ihr Fußbad-Vergnügen noch vergrößern.

Für müde, heiße Füßen, die tagsüber eine Erfrischung brauchen, ist ein Pfefferminz-Fußspray eine wahre Wohltat. Geben Sie dazu 30 ml Eau de Cologne, 30 ml Rosenwasser und die folgenden Ätherischen Öle in einen Zerstäuber oder eine Sprühflasche für Pflanzen: 6 Tropfen Teebaum, 4 Tropfen Limette und 2 Tropfen Pfefferminz. Die Mischung gut schütteln und auf die nackten Füße sprühen. Mit einem Handtuch trockentupfen oder an der Luft trocknen lassen.

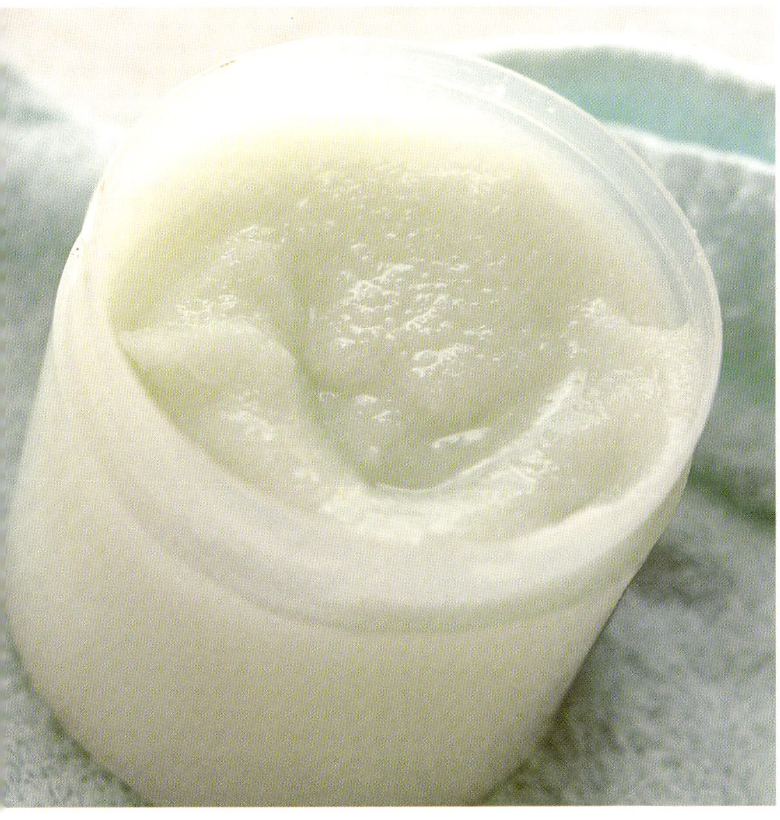

Geschwollene Füße oder Knöchel nach einem ganzen Tag auf den Beinen brauchen besondere Aufmerksamkeit, insbesondere, wenn Sie noch weiterarbeiten müssen oder ausgehen wollen. Legen Sie sich zunächst auf den Rücken und lagern Sie Ihre Füße mindestens 10 Minuten lang über Kopfhöhe hoch, um die Blutzirkulation in den Venen und den Lymphfluß zu unterstützen. Danach gönnen Sie Ihren Füßen ein zehnminütiges kaltes Fußbad mit 1 Tropfen Pfefferminz-Öl. Stellen Sie die Füße danach auf ein Handtuch und massieren Sie sie mit einer beruhigenden Ölmischung (siehe oben links), um die Schmerzen zu lindern, aufgestautes Wasser abzubauen und den Blutkreislauf zu stimulieren. Zu guter Letzt sollten Sie noch drei große Gläser Wasser trinken, da Wasser in den Beinen zum Teil auch durch Dehydration verursacht werden kann.

Versuchen Sie die folgenden vitalisierenden „Aufbautipps", wenn Sie sich einmal ganz besonders schlecht fühlen – sei es „am Morgen danach" oder einfach, wenn Sie schon erschöpft aufwachen und Ihr Spiegelbild Ihnen überhaupt keine Freude bereitet.

Eine Tasse Pfefferminz- oder Fencheltee mit dünn aufgeschnittenem Ingwer, nüchtern getrunken, beruhigt den Magen und erfrischt Geist und Körper. Zerstäuben Sie zusätzlich 3 Tropfen Rosmarin-Öl, 2 Tropfen Zitronen-Öl und 1 Tropfen Pfefferminz Öl für einen klaren Kopf und zur Stimulierung von Gehirn und Energiedepots.

Von Katerstimmung zu neuer Frische

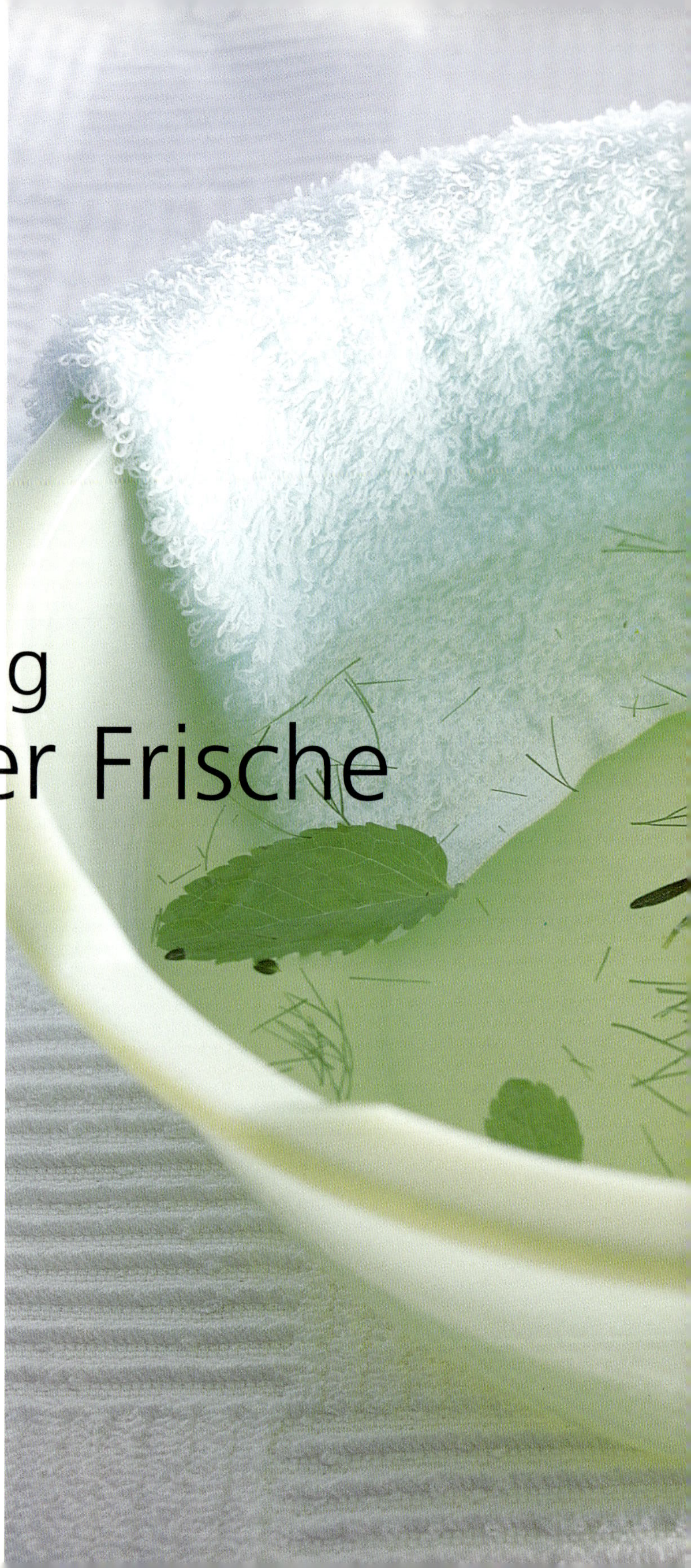

Hilfreich sind auch vitalisierende Öle in Form eines Aromabades oder als Inhalation. Wacholder und Fenchel entwässern, entgiften und unterstützen den Körper beim effektiveren Abbau der problematischen Giftstoffe. Rosmarin regt den Blutkreislauf bzw. den Energiefluß an und sorgt für einen klaren Kopf. Grapefruit kräftigt die Leber und hat ein erbauendes Aroma, Geranie gleicht extreme Gefühlsstimmungen aus und erfrischt alle Sinne. Zusätzlich sollten Sie viel Wasser trinken, 500 bis 1.000 mg Vitamin C zu sich nehmen und eher wenig, aber öfters essen.

Um solche Situationen, wie einen Kater, von vorne herein zu vermeiden, sollten Sie biologisch erzeugten Wein bevorzugen, der keine chemischen Stoffe enthält und daher weniger oft zur Katerstimmung führt. Alternativ könnten Sie auch versuchen, pro Glas Wein ein Glas Wasser zu trinken, was den schlimmsten Folgen schon im Vorfeld vorbeugt.

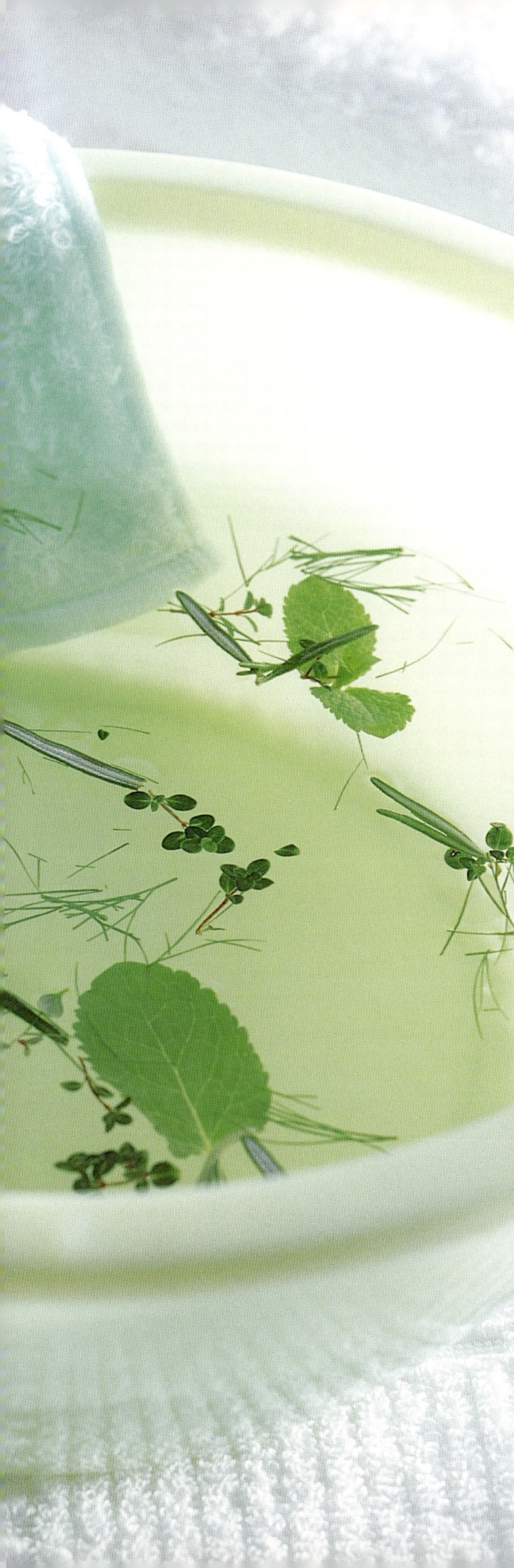

Kater-Kuren

Nehmen Sie vor dem Frühstück – falls Sie überhaupt Lust darauf haben – ein Aromabad mit einer dieser Ölmischungen:

Muntermacher für den Schnellstart

Für alle, die schnell wach werden und auf die Höhe kommen müssen, um zur Arbeit zu gehen:
Rosmarin-Öl, 4 Tropfen
Wacholder-Öl, 3 Tropfen
Fenchel-Öl, 2 Tropfen
Die Öle in 1 Teelöffel Pflanzenöl auflösen.

Muntermacher für den Langsamstart

Für alle, die langsam zu sich kommen können und es nicht so schnell angehen müssen.
Grapefruit-Öl, 5 Tropfen
Geranien-Öl, 3 Tropfen
Fenchel-Öl, 3 Tropfen
Die Öle in 1 Teelöffel Pflanzenöl auflösen.

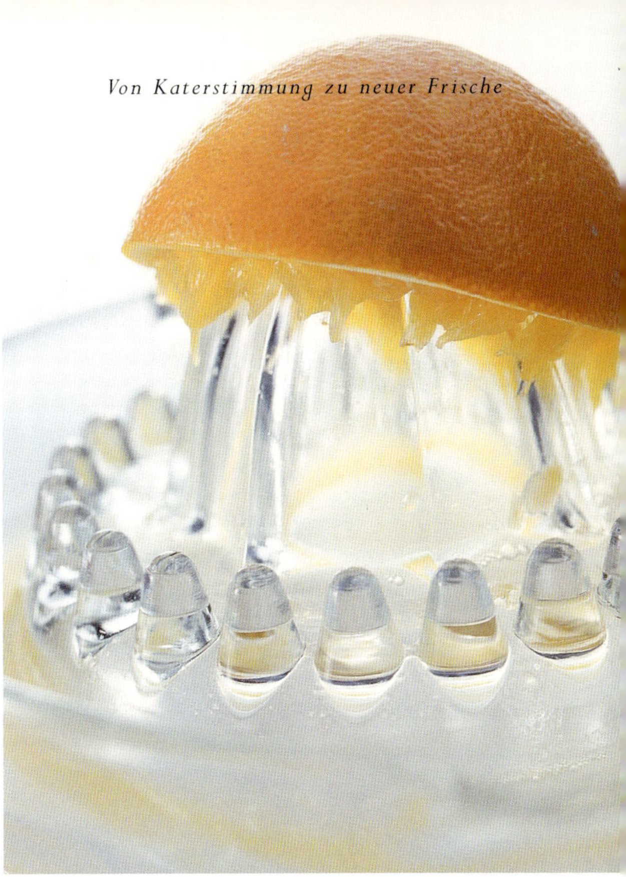

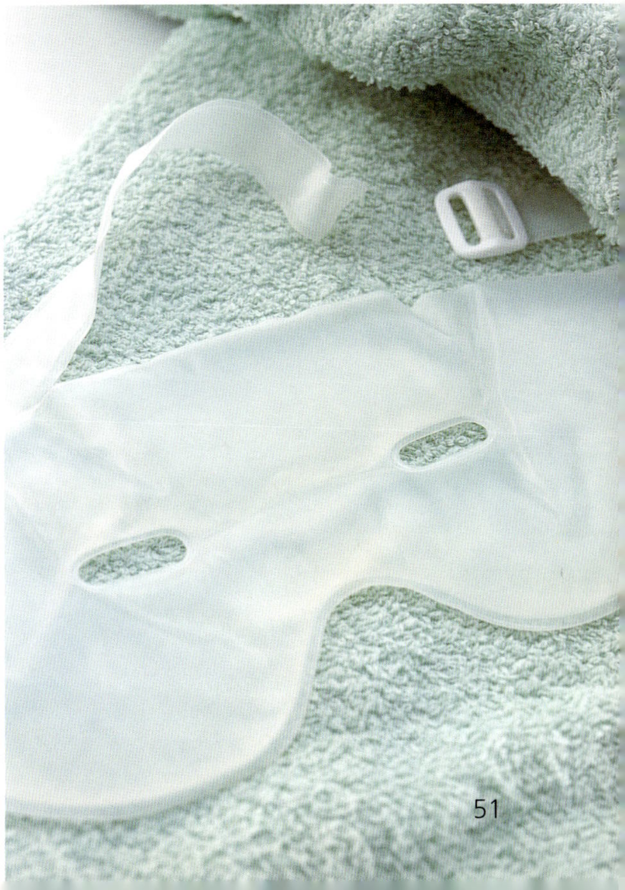

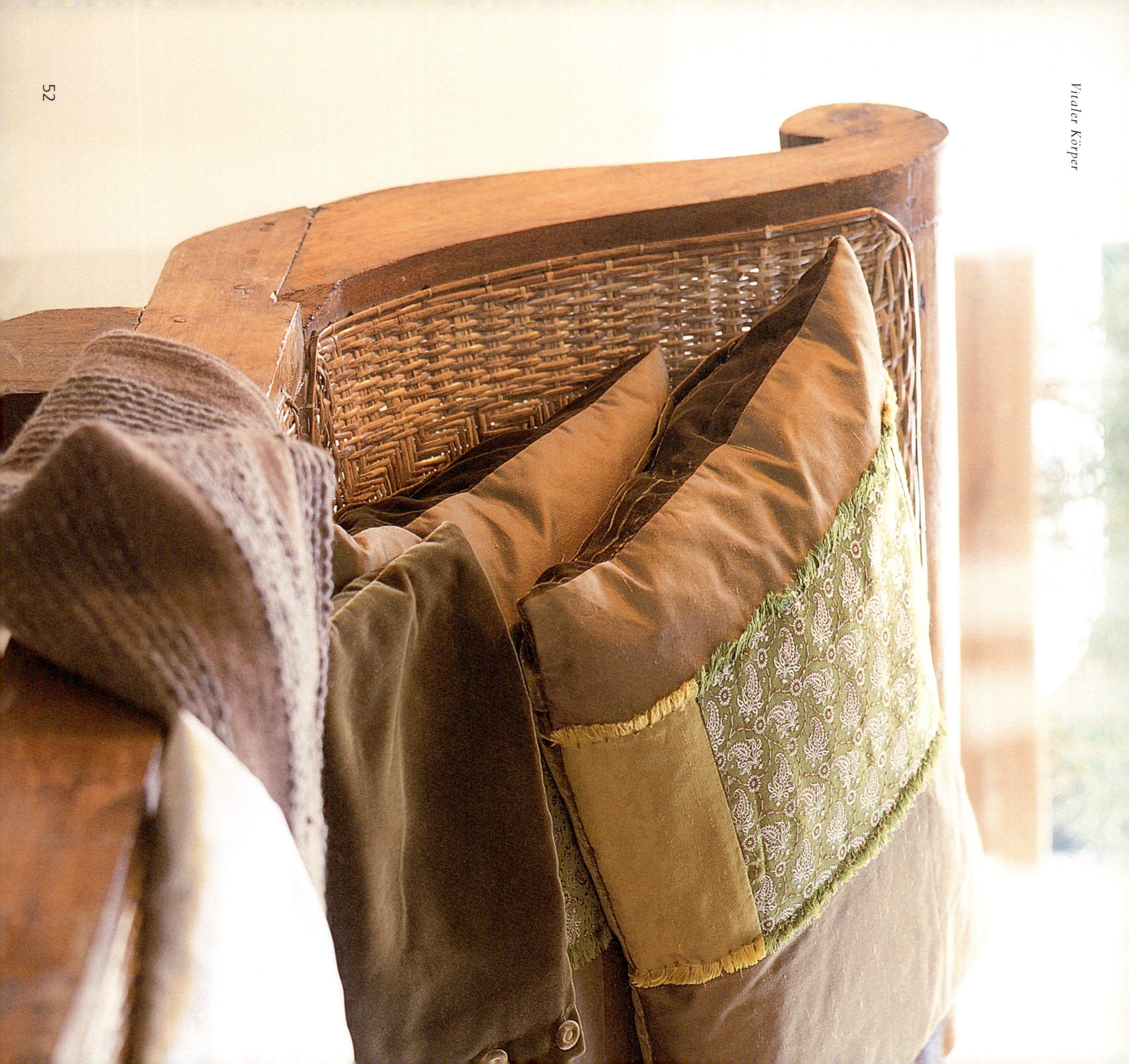

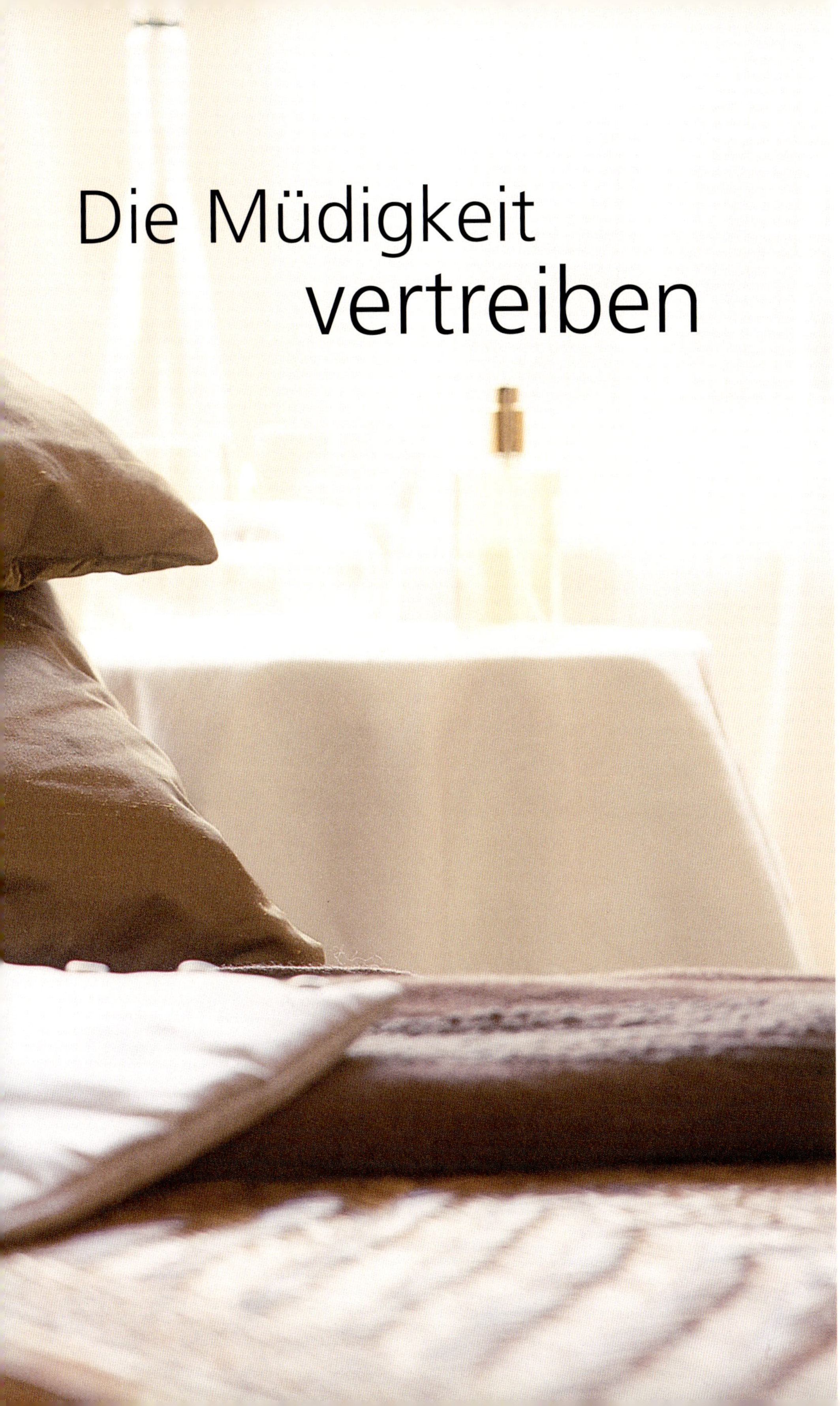

Die Müdigkeit vertreiben

Der Schlaf gibt uns die Zeit, uns körperlich, seelisch und geistig zu erneuern und wiederherzustellen. Manchmal kommt er uns nicht zur Hilfe – wenn wir unsere natürlichen Schlafmechanismen überwunden haben und so „überdreht" sind, dass wir nicht abschalten können, oder wenn wir während des Tages zu viele künstliche Stimulantien zu uns genommen haben wie Schwarztee, Kaffee und Alkohol. Hier ist die Aromatherapie nützlich, indem sie uns dabei hilft, abzuschalten. Eine gute Methode, um neue Energien zu gewinnen, ist auch ein Nickerchen. Man sollte lernen, sich kurze „Schlaf-Stopps" zur Gewohnheit zu machen – sie können genug Energie für den ganzen Tag bringen und verhindern, dass sich chronische Müdigkeit einstellt.

Obwohl Ruhe zu gewissen Zeiten eine heilende Notwendigkeit ist, kann auf der anderen Seite auch ein Zuviel an Schlaf Probleme mit sich bringen: einen laxen Muskeltonus, ein schwacher Blutkreislauf und einen langsamem Stoffwechsel, was oft zu lebenslanger Energie- und Schwunglosigkeit führen kann. Stimulierende und belebende Ätherische Öle im Bad oder beim Duschen sind in solchen Fällen das Mittel der Wahl – zusammen mit regelmäßigen Massagen und in Kombination mit sanfter Bewegung, wird eine normale Vitalität wiederhergestellt und der Organismus fit gemacht.

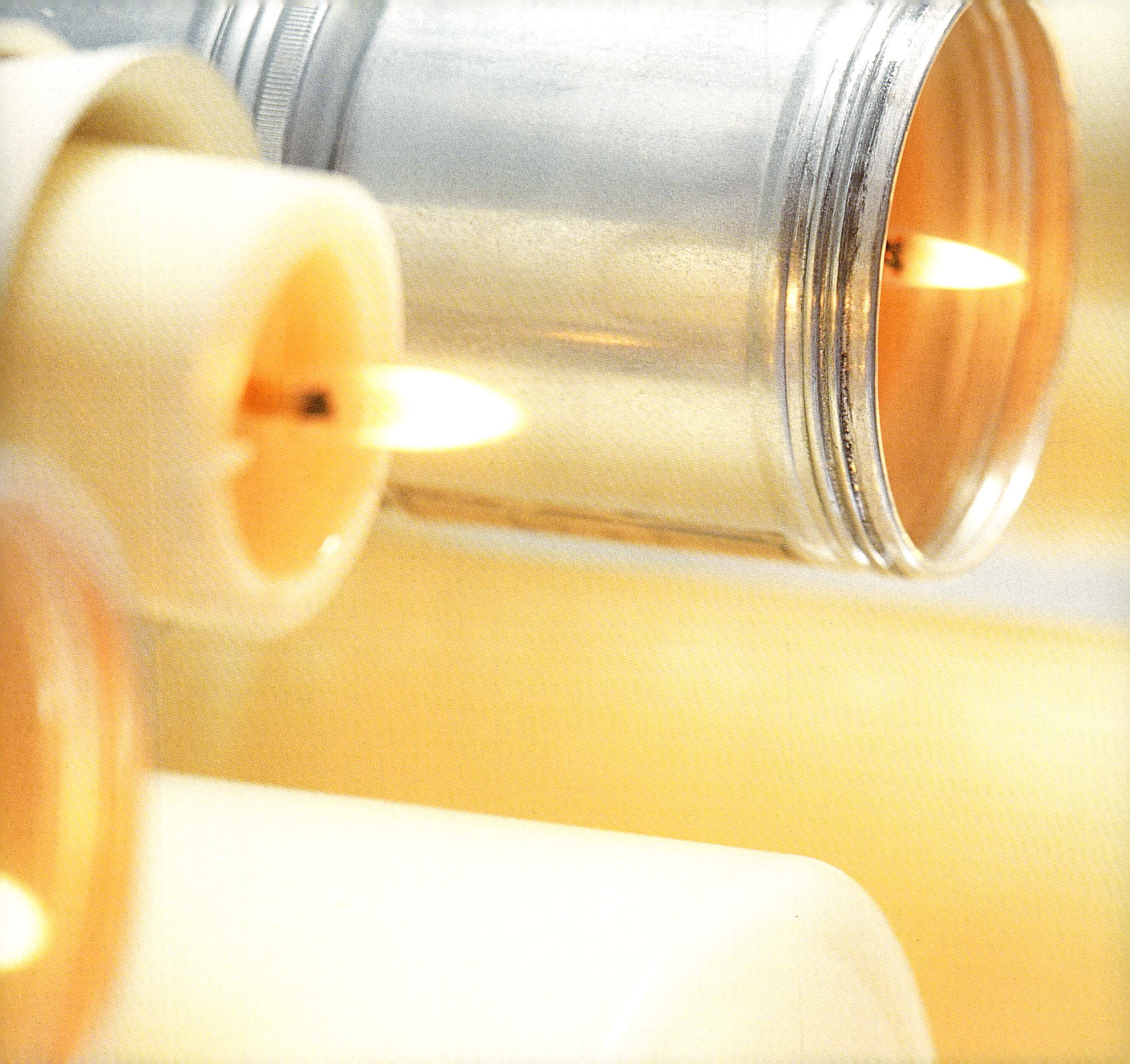

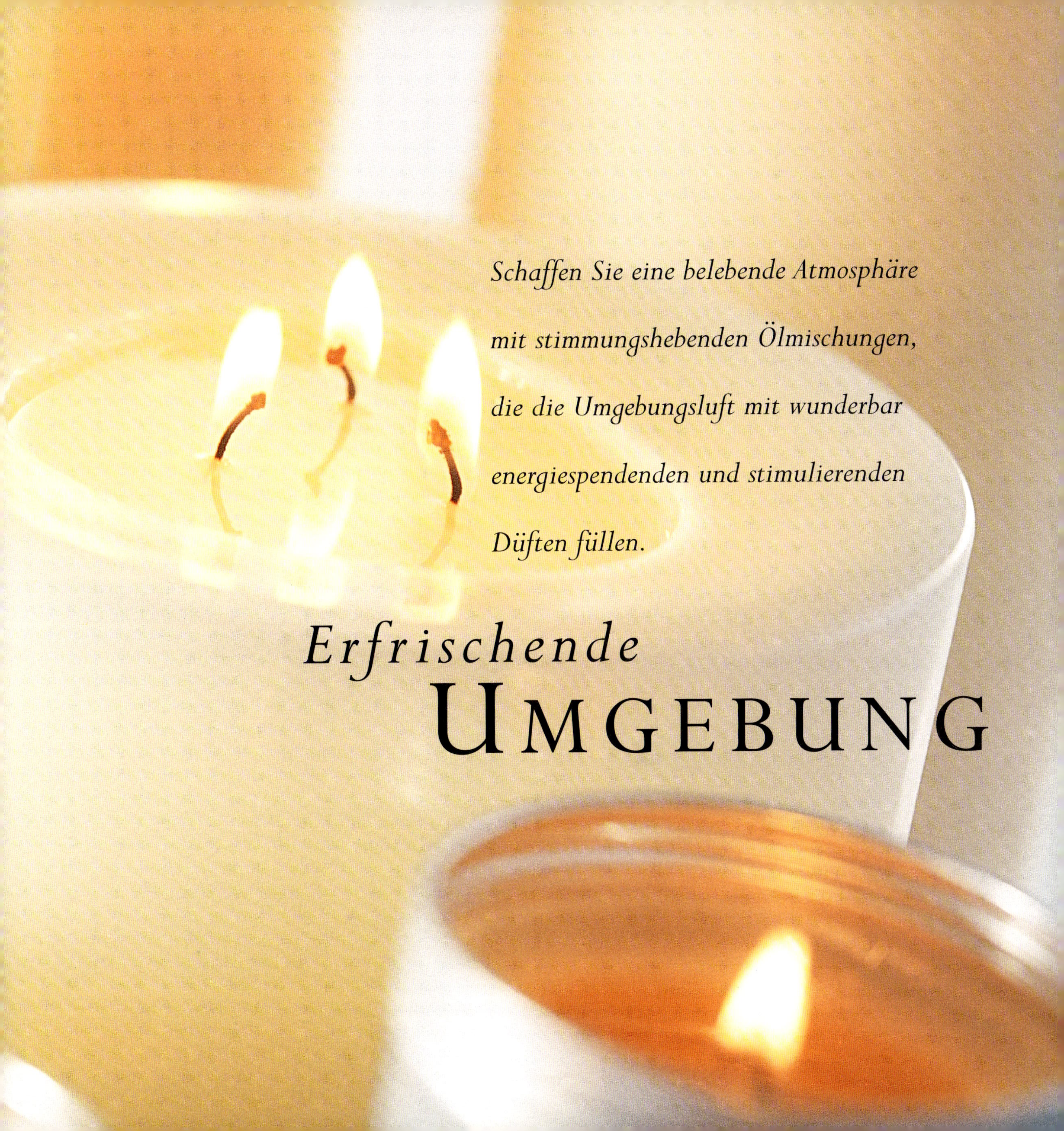

Schaffen Sie eine belebende Atmosphäre mit stimmungshebenden Ölmischungen, die die Umgebungsluft mit wunderbar energiespendenden und stimulierenden Düften füllen.

Erfrischende UMGEBUNG

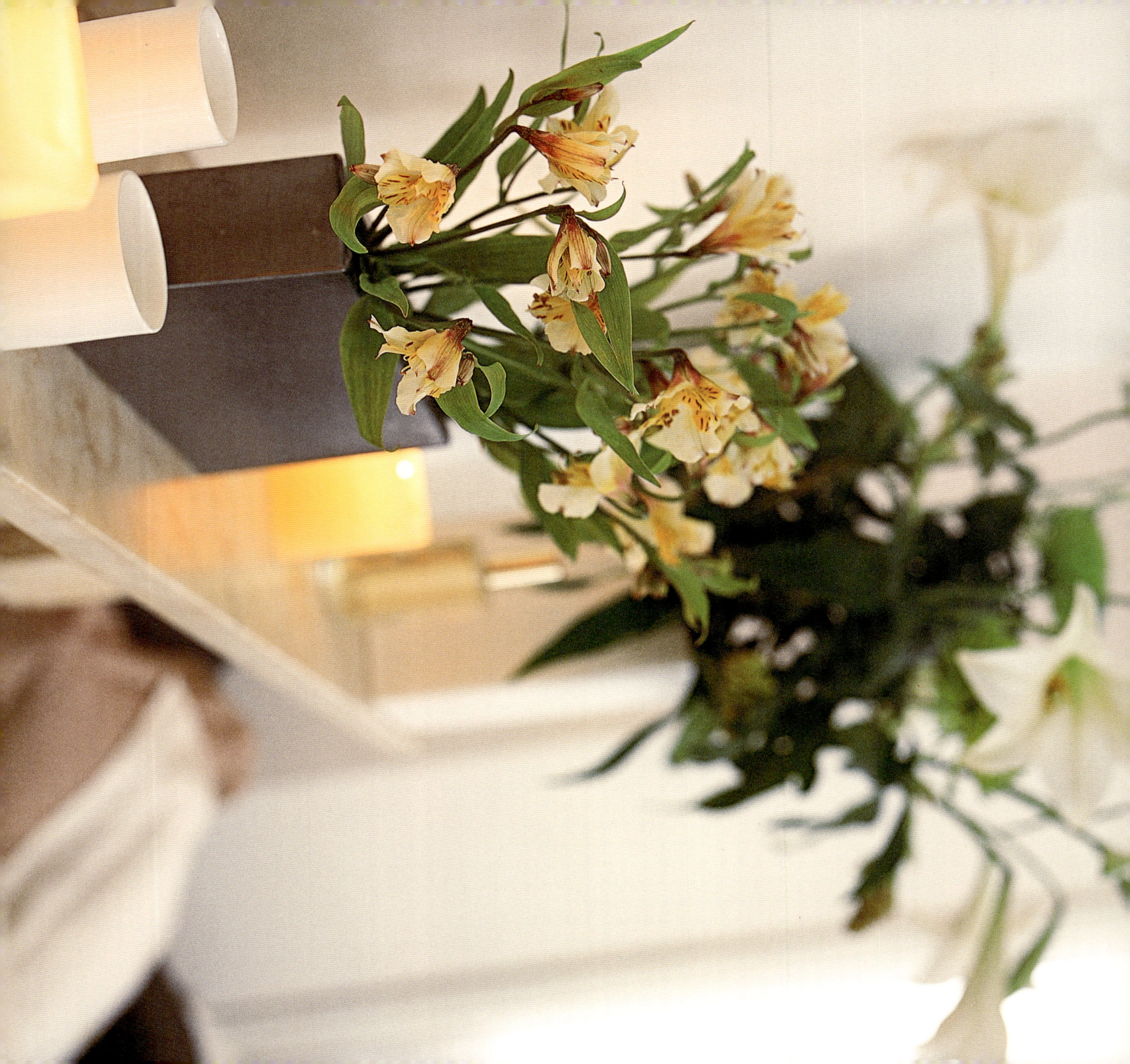

Da unser jeweiliger energetischer Zustand nicht nur unseren Lebensstil, sondern auch unsere Wohnumgebung widerspiegelt, wäre es ideal, sich in einer Umgebung aufzuhalten, die dazu beiträgt, die Vitalität zu erhalten und zu verbessern. Dies kann sich auch auf Gesundheitsaspekte beziehen, die nicht direkt auf der Hand liegen. Was unsere „Duftumgebung" angeht, so werden wir zunehmend mit Chemikalien überschüttet, die uns in allen Bereichen attackieren.

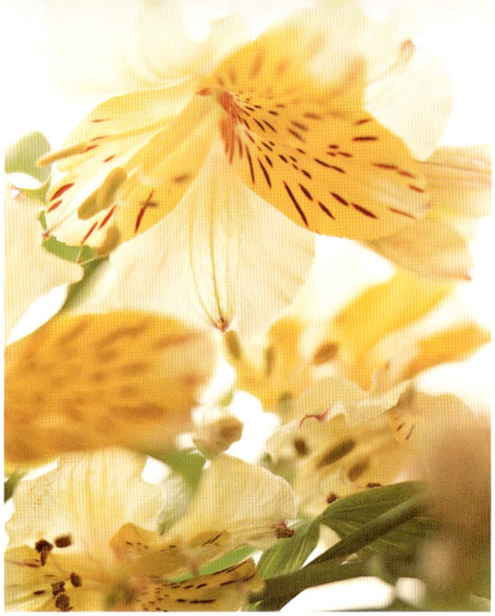

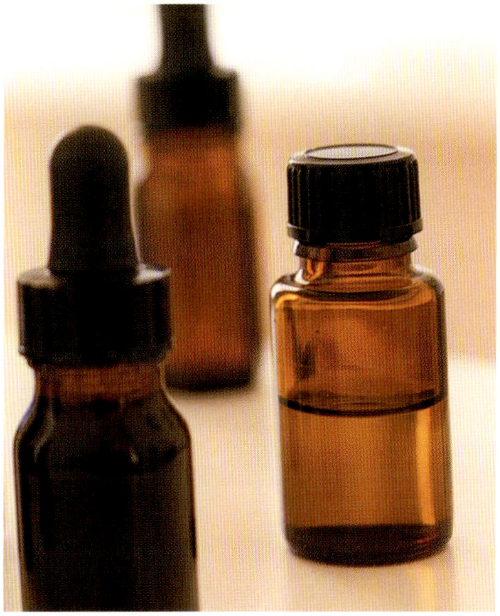

Stimulierende Düfte für eine belebende Atmosphäre

Wir verwenden sie für den Hausputz und als Raumerfrischer und Duftspray, wir sprühen sie auf Körper und Haare und finden sie in unserem Essen und in unseren Getränken wieder. Die Anwendung Ätherischer Öle unter ganzheitlichen Prinzipien kann daher eine sehr gute Unterstützung dafür sein, Vitalität und Energien wieder zu gewinnen und sich selber sowie die tägliche Umgebung zu beleben.

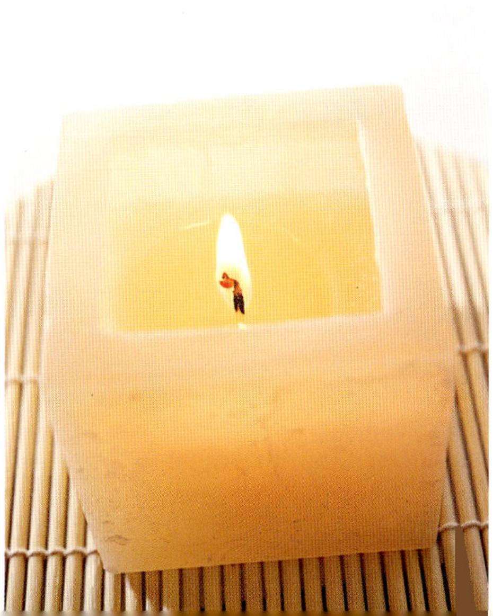

Grundsätzlich gewinnt jeder Raum durch die Erfrischung mit natürlichen Duftstoffen. Da das Wohnzimmer häufig von vielen Personen genutzt wird, ist es oft am besten dafür geeingnet. In der Luft gelöste Ätherische Öle reinigen die Raumatmosphäre effektiv auf natürliche Weise und bringen einen angenehmen Wohlgeruch, egal ob dem Raum Zigarettenrauch, Tiergeruch oder die täglichen Gerüchen des Familienalltags anhaften.

Umgehende Wirkung haben Ätherische Öle, wenn sie in Wasser gelöst mit einem Pflanzenzerstäuber verteilt werden (siehe Seite 62). Versprühen Sie die Mischung von Zeit zu Zeit großzügig im Raum, besonders beim Staubwischen oder Staubsaugen. Die Öle bringen nicht nur energiespendende Aromen, sondern wirken auch antiseptisch, gegen Insekten und verbessern die Stimmung – was besonders für die Hausarbeit wichtig ist!

Duftverdampfer verleihen jedem Raum zart einen angenehmen Wohlgeruch.

Duftlampen benötigen länger, um die Aromen Ätherischer Öle zu verteilen. Herkömmliche Modelle bestehen aus einer Keramikschale, in die man Wasser und einige Tropfen Öl gibt. Sie sitzt auf einem hohlen Sockel, in dem ein Teelicht abgebrannt werden kann. Das Teelicht erhitzt das Wasser in der Schale und bringt so die Ätherischen Ölmoleküle zum Verdampfen und verteilt sie in der Luft, so lange, wie das Teelicht brennt. Duftlampen sind nützlich, um den Raum für bestimmte Gelegenheiten vorzubereiten und sehen attraktiv aus; allerdings sollte eine Duftlampe nie unbeaufsichtigt bleiben.

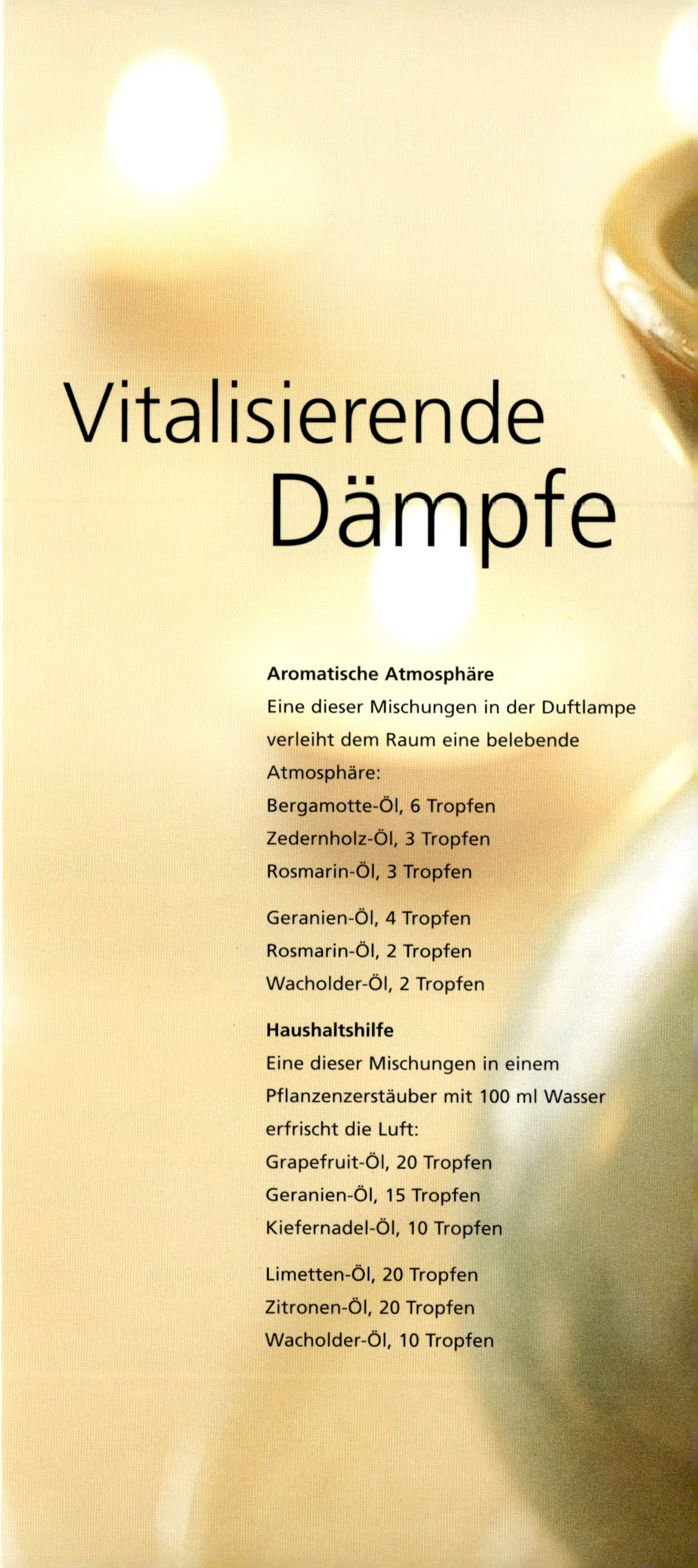

Vitalisierende Dämpfe

Aromatische Atmosphäre

Eine dieser Mischungen in der Duftlampe verleiht dem Raum eine belebende Atmosphäre:

Bergamotte-Öl, 6 Tropfen
Zedernholz-Öl, 3 Tropfen
Rosmarin-Öl, 3 Tropfen

Geranien-Öl, 4 Tropfen
Rosmarin-Öl, 2 Tropfen
Wacholder-Öl, 2 Tropfen

Haushaltshilfe

Eine dieser Mischungen in einem Pflanzenzerstäuber mit 100 ml Wasser erfrischt die Luft:

Grapefruit-Öl, 20 Tropfen
Geranien-Öl, 15 Tropfen
Kiefernadel-Öl, 10 Tropfen

Limetten-Öl, 20 Tropfen
Zitronen-Öl, 20 Tropfen
Wacholder-Öl, 10 Tropfen

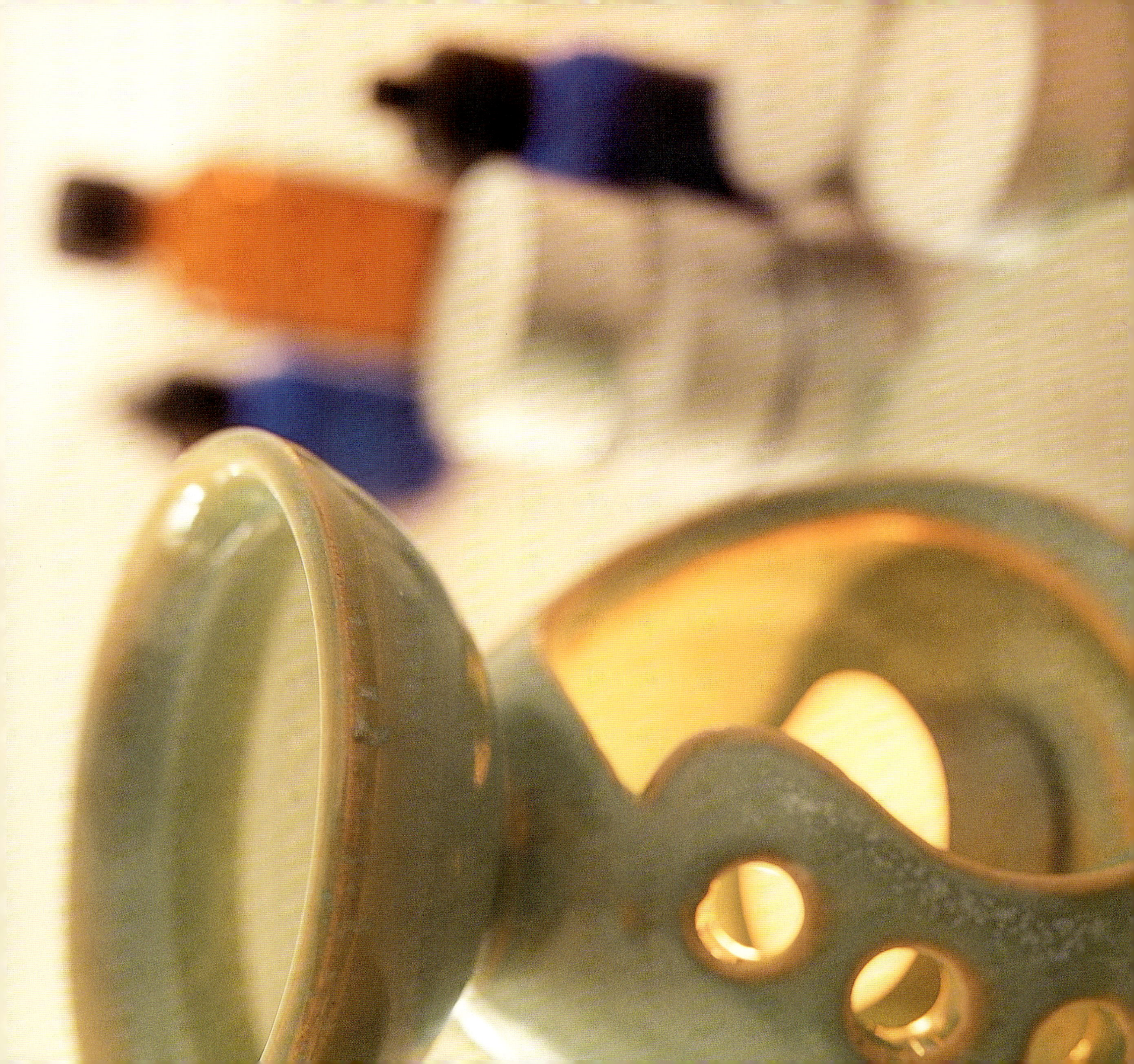

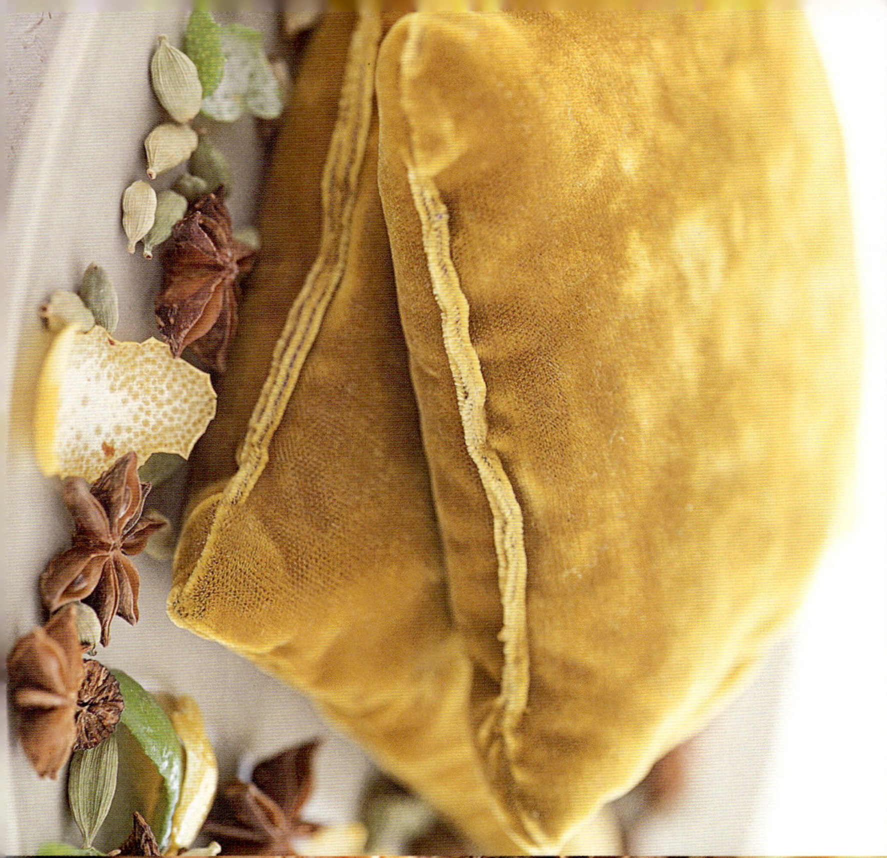
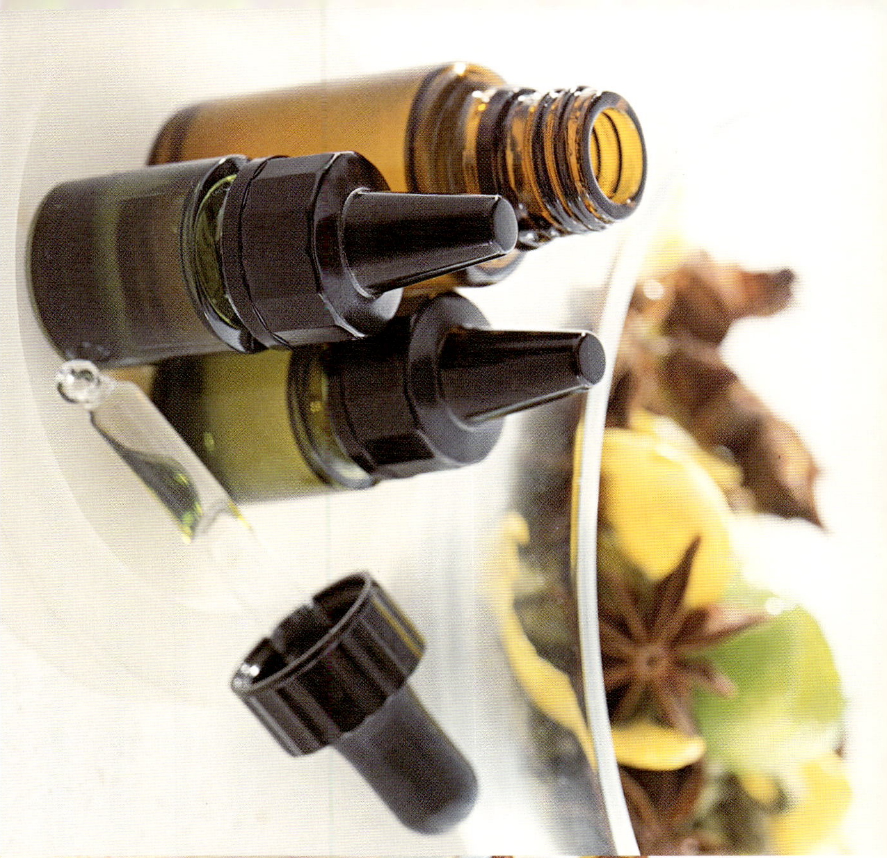
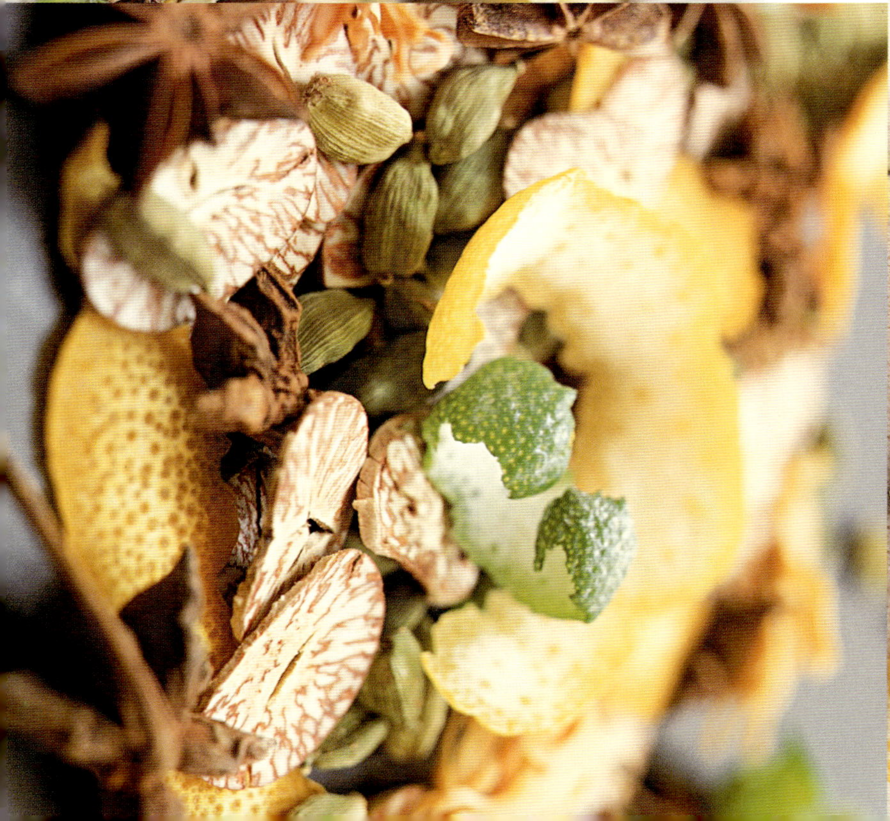
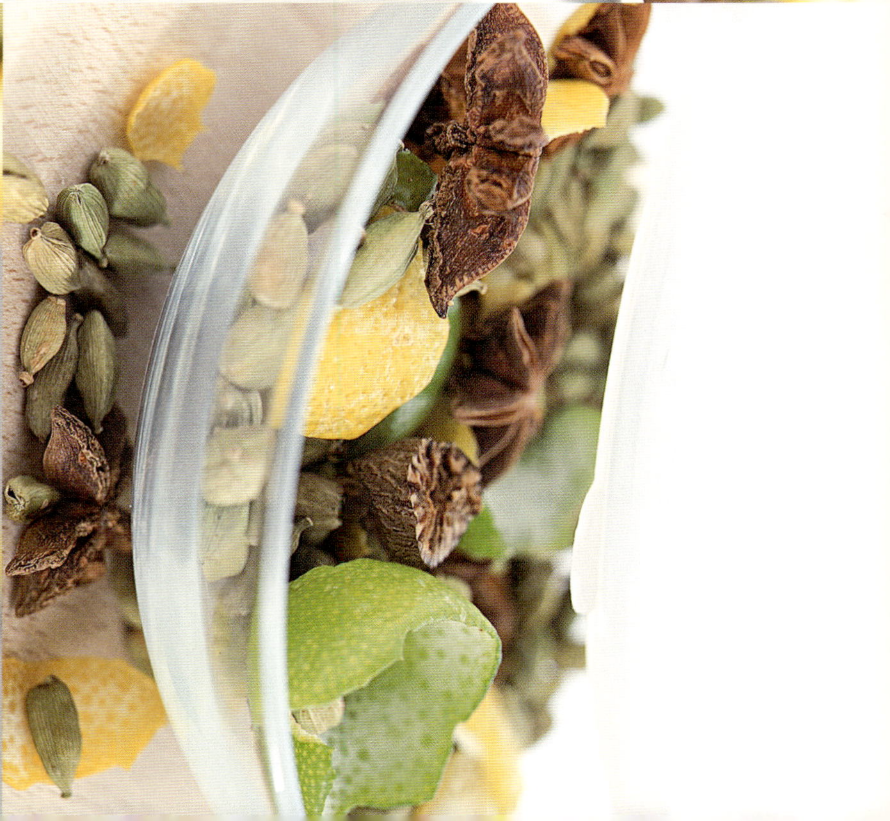

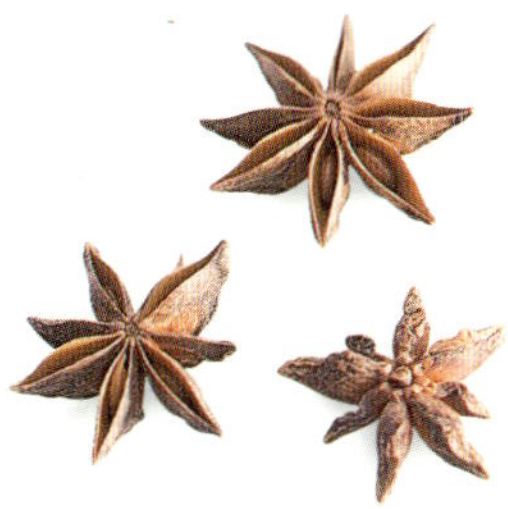

Natürliches Zitrus-Potpourri

Eine große Schüssel farbenprächtiges Potpourri wirkt in jedem Raum attraktiv. Sein natürlicher Duft, verstärkt durch Ätherische Öle, trägt zu einer frischen Raumatmosphäre bei, da die Aromen über lange Zeit abgegeben werden. Die gleiche Mischung lässt sich auch in Säckchen aus feinem Stoff füllen, die man auf die Türinnenseiten hängt. Beim Öffnen der Türen wehen die belebenden Aromen in den Raum.

Sie können eine eigene Potpourri-Mischung aus natürlichen Zutaten mit Gewürzen, Zitrusschalen oder duftenden Blüten und Kräutern aus dem Garten herstellen. Zitrusschalen und -fruchtspalten trocknen Sie auf einem Backblech bei sehr niedriger Temperatur einige Stunden im Ofen, bis sie ausgetrocknet und hart sind. Sie duften zwar dann nicht mehr, sehen aber in einer Potpourri-Mischung sehr hübsch aus. Kräuter und Blumen werden getrocknet, indem man sie zu Büscheln zusammenbindet und kopfüber an einem warmen Ort, wo sie nicht stören, aufhängt. Sobald sie trocken sind, pflückt man die Blütenköpfe vorsichtig von den Stielen. Vermischen Sie nun alle Potpourri-Zutaten in einer luftdichten Dose und geben pro vier gehäuften Tassen getrockneter Pflanzen 20 Tropfen der gewählten Ölmischung hinzu. Setzen Sie den Deckel auf die Dose und lassen Sie die Mischung mindestens 48 Stunden ziehen, so dass die Pflanzen mit den Ölaromen durchdrungen sind.

Arrangieren Sie das Potpourri in einer Schüssel oder füllen Sie mit der leicht zerstoßenen Mischung Säckchen aus Baumwolle, Musselin oder einer anderen locker gewebten Stoffart, durch die sich die Moleküle der Ätherischen Öle leicht verbreiten können. Nähen Sie die Säckchen zu oder schließen Sie sie mit Band oder Schnur. Das Potpourri-Aroma wird nach Bedarf mit einigen Tropfen Ölmischung auf die Blüten in der Schüssel oder die Stoffsäckchen aufgefrischt.

Mischung für Zitrus-Potpourri

Gemischte, getrocknete Fruchtspalten von Orange, Zitrone und Limette sowie getrocknete Fruchtschalen in Spiralform von 1 Limette, 1 Zitrone und ½ Orange.
1 gehäufte Tasse Geranienblätter
1 gehäufte Tasse getrocknete Gartenblumen
1 gehäufte Tasse getrocknete Gartenkräuter
1 EL Pfeilwurzelpulver
Limetten-Öl, 5 Tropfen
Grapefruit-Öl, 3 Tropfen
Zitronen-Öl, 2 Tropfen

Zitrusfrüchte und Kräuter wie im nebenstehenden Text angegeben trocknen und mit den anderen Zutaten mischen.

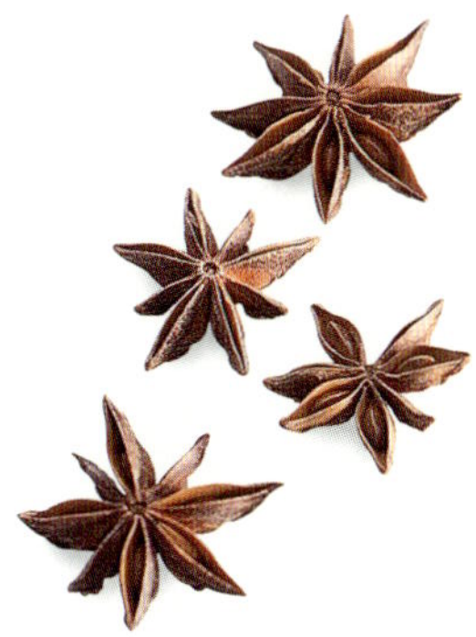

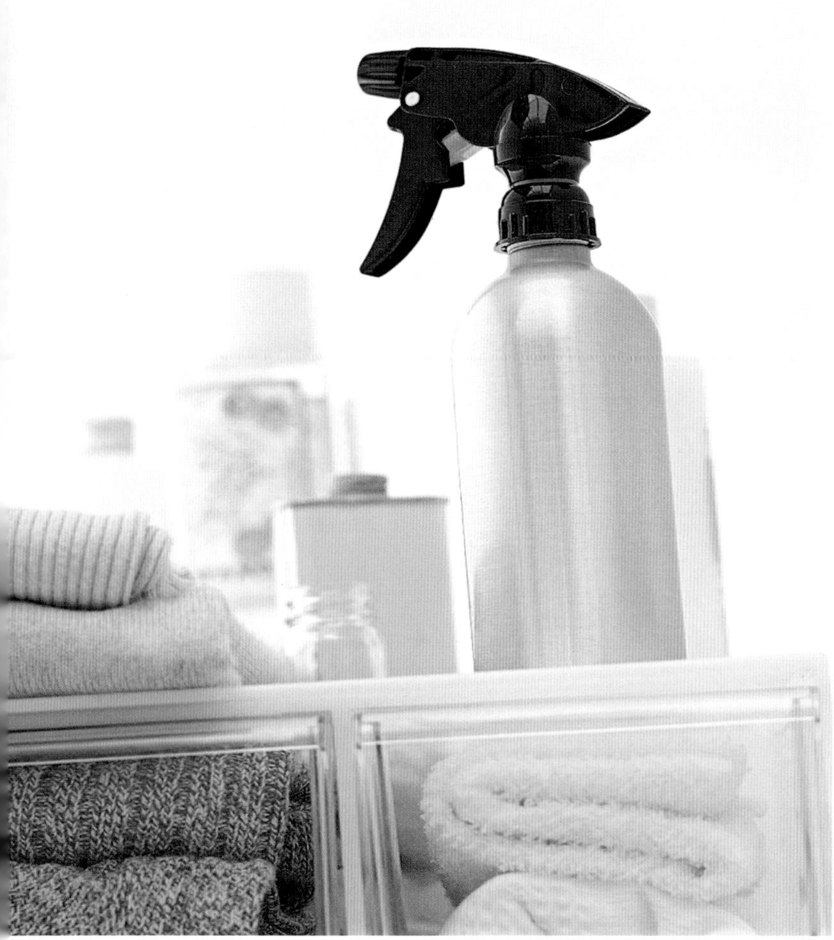

Schwung für den Tag

Muntermacher-Spray

Das Versprühen aufbauender Ätherischer Öle trägt zu einer frischen Umgebung bei und wirkt Morgenmüdigkeit und -lustlosigkeit entgegen. Geben Sie eine dieser Mischungen zu 100 ml Wasser:

Bergamotte-Öl, 15 Tropfen
Limetten-Öl, 15 Tropfen
Geranien-Öl, 10 Tropfen

Geranien-Öl, 40 Tropfen
Rosmarin-Öl, 20 Tropfen
Wacholder-Öl, 20 Tropfen

Um auch die nächste Umgebung mit Vitalität zu füllen, sollten Sie alle künstlichen lufterfrischenden Mittel – Spraydosen und ähnliches – durch natürliche Wirkstoffe der eigenen Wahl ersetzen. Eine einfache Möglichkeit besteht darin, verschiedene Ätherische Öle und Wasser in einen Pflanzenzerstäuber zu füllen. Ein Zerstäuber aus Metall oder Glas ist vorzuziehen, da er zum einen attraktiv aussieht und zum anderen nicht durch die Ätherischen Öle angegriffen wird. Vergessen Sie nicht, die Mischung vor Gebrauch gut zu schütteln, um die Öle im Wasser zu verteilen. Das Schöne an einem selber hergestellten Raumspray ist die Möglichkeit, verschiedene Ölkombinationen für verschiedene Zimmer zu mischen, je nach dem Ambiente, das man gerne schaffen möchte und den Anforderungen, die der Raum stellt.

Im Schlafzimmer kann ein erfrischendes Raumspray ganz in der Frühe das Aufwachen erleichtern und dabei helfen, die Sinne für den Tag zu sammeln. Aufbauende Öle können auch gegen die berühmte schlechte Stimmung zu Wochenbeginn wirken, wenn man am liebsten im Bett bleiben würde. Da das Schlafzimmer jedoch grundsätzlich der Platz für Ruhe und Erholung ist, sollten stimulierende.Öle lediglich morgens verwendet werden, damit sie sich auf keinen Fall negativ auf den Schlaf auswirken.

Ätherische Öle können auch der Kleidung auf natürliche Weise den gewünschten Duft verleihen. Dazu wirken sie gegen Insekten und halten so Motten und anderes Ungeziefer fern. Ihr wunderbarer Duft übertrifft bei weitem jedes künstliche chemische Mittel – insbesondere den Geruch von Mottenkugeln! Nähen Sie je nach Größe Ihres Kleiderschranks drei bis sechs Kissen (siehe Seite 61) mit Aufhängern, mit denen Sie die Säckchen an Kleiderbügeln oder Haken befestigen können. Füllen Sie die Kissen mit einer Trockenmischung Ihrer Wahl – Blüten und Kräuter, ganze Gewürze wie Nelken und Zimtstangen, Zitrusschalen oder kleinen Kiefernadelzapfen, die hinter dem dünnen Kissenstoff hübsch aussehen, und aromatisieren Sie die Säckchen mit Ihrer Lieblings-Ölmischung.

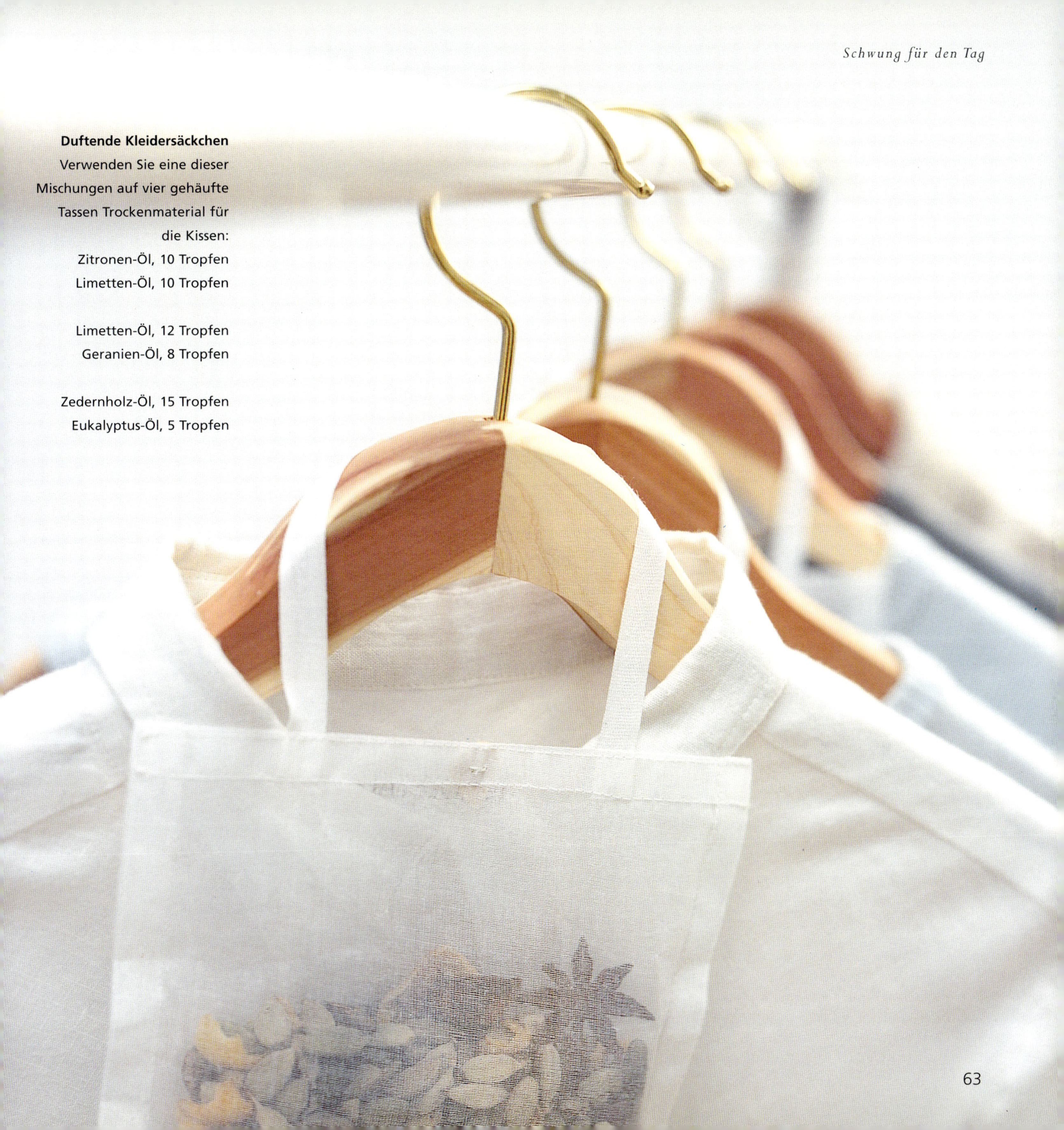

Duftende Kleidersäckchen
Verwenden Sie eine dieser Mischungen auf vier gehäufte Tassen Trockenmaterial für die Kissen:

Zitronen-Öl, 10 Tropfen
Limetten-Öl, 10 Tropfen

Limetten-Öl, 12 Tropfen
Geranien-Öl, 8 Tropfen

Zedernholz-Öl, 15 Tropfen
Eukalyptus-Öl, 5 Tropfen

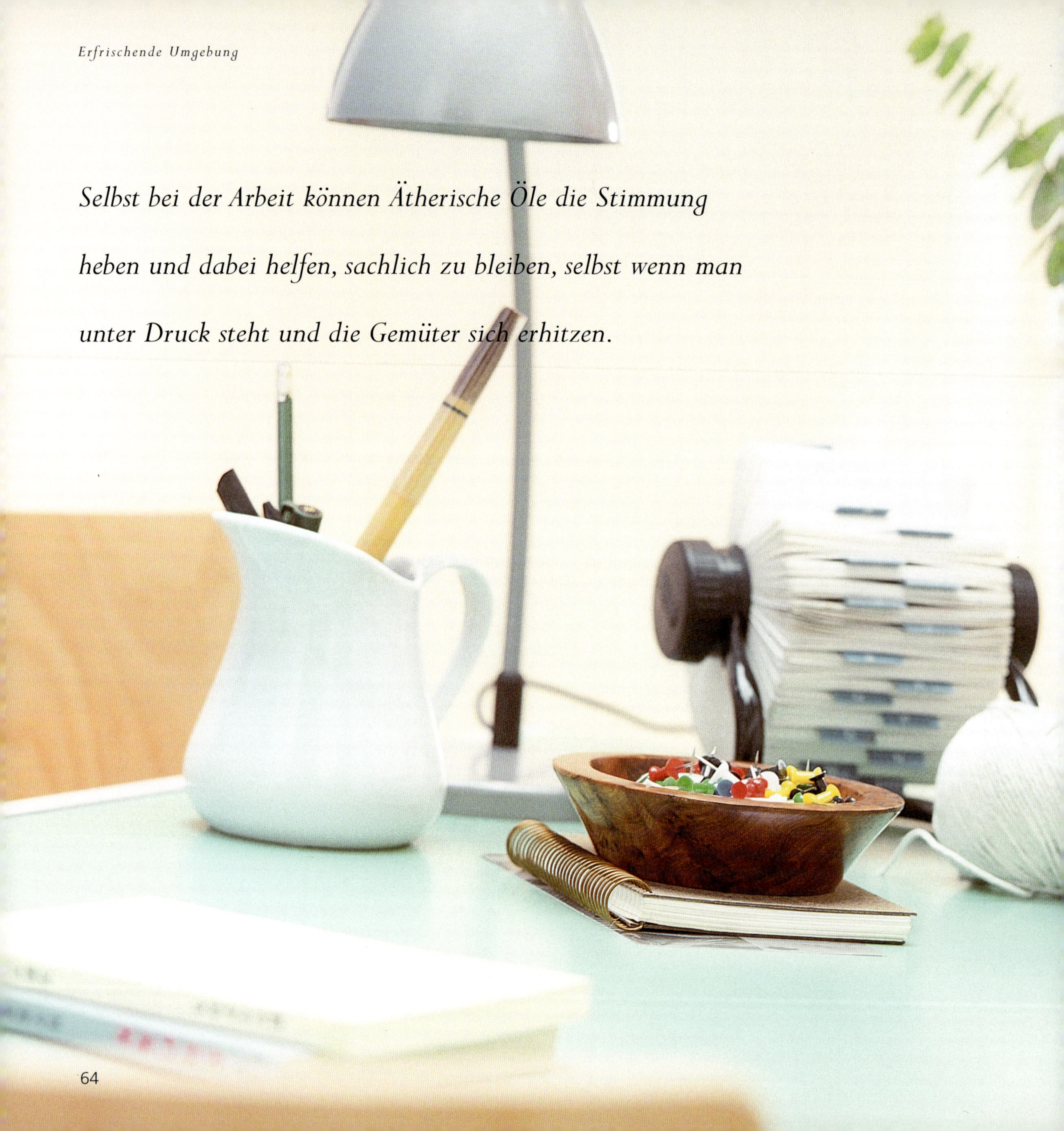

Selbst bei der Arbeit können Ätherische Öle die Stimmung heben und dabei helfen, sachlich zu bleiben, selbst wenn man unter Druck steht und die Gemüter sich erhitzen.

Die Leistung steigern

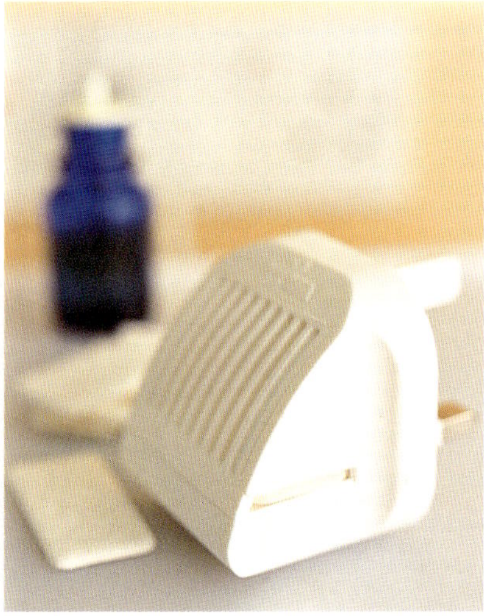

Elektrischer Duftverdampfer
Ein bis zwei Tropfen Ätherischen Öls werden auf einen Streifen dickes Papier gegeben, das man in einen Schlitz seitlich am Verdampfer steckt. Der Apparat wird an die Steckdose angeschlossen, erhitzt sich und gibt die Ölmoleküle durch schmale Öffnungen an die Raumluft ab.

Belebende Mischung fürs Büro
Geben Sie diese Mischung in eine Duftlampe:
Limetten-Öl, 5 Tropfen
Zitronen-Öl, 3 Tropfen
Pfefferminz-Öl, 1 Tropfen

Vitalisierende Ätherische Öle können effektiv am Arbeitsplatz wirken, indem sie das Raumklima verbessern und gegen die Ausbreitung von Infektionskrankheiten mitwirken – ein allgemeines Problem, das immer auftritt, wenn mehrere Personen auf engstem Raum nebeneinander arbeiten.

Das Verdampfen bestimmter Öle in einer Duftlampe kann die Konzentration fördern sowie Konversation, Energie und Kreativität anregen. Bei trockener Raumluft können Sie einen Luftbefeuchter ausprobieren. Selbst eine einfache Schale Wasser auf der Heizung oder ein kleiner, daran gehängter Behälter bieten Gelegenheiten für den Einsatz Ätherischer Öle und können trockenen, juckenden Augen und Heiserkeit vorbeugen.

Wenn Sie sich ganz besonders konzentrieren müssen, können Sie starke Gehirn-Stimulantien wie Eukalyptus und Pfefferminze mit guter Wirkung direkt aus der Flasche inhalieren. Diese Vorgehensweise bewährt sich auch beim Autofahren, wo Konzentration von höchster Wichtigkeit ist. Im Handel erhältlich sind auch kleine Ventilatoren, die man anstelle des Zigarettenanzünders einsteckt. Sie verwirbeln die Ölmoleküle direkt im Fahrerraum.

Wie immer, sollten Sie auch während der Arbeit viel trinken – Sie verbrauchen Energie, also müssen Sie Ihre Wasservorräte auffüllen, um effektiv am Geschehen teilzunehmen und sich konzentrieren zu können. Wenn es unbedingt ein Heißgetränk sein soll, versuchen Sie geistig anregende und körperlich erfrischende Kräutertees wie Fenchel oder Pfefferminz mit Ingwer, Honig oder Zitrone. Andere Maßnahmen zur Effizienzsteigerung sind unter anderem großblättrige Pflanzen im Büro, die zusätzlichen Sauerstoff abgeben und einige der Giftstoffe am Arbeitsplatz aufnehmen. Sie könnten auch den Einsatz eines Ionisierungsapparats erwägen, der dazu beiträgt, die Luftqualität zu verbessern.

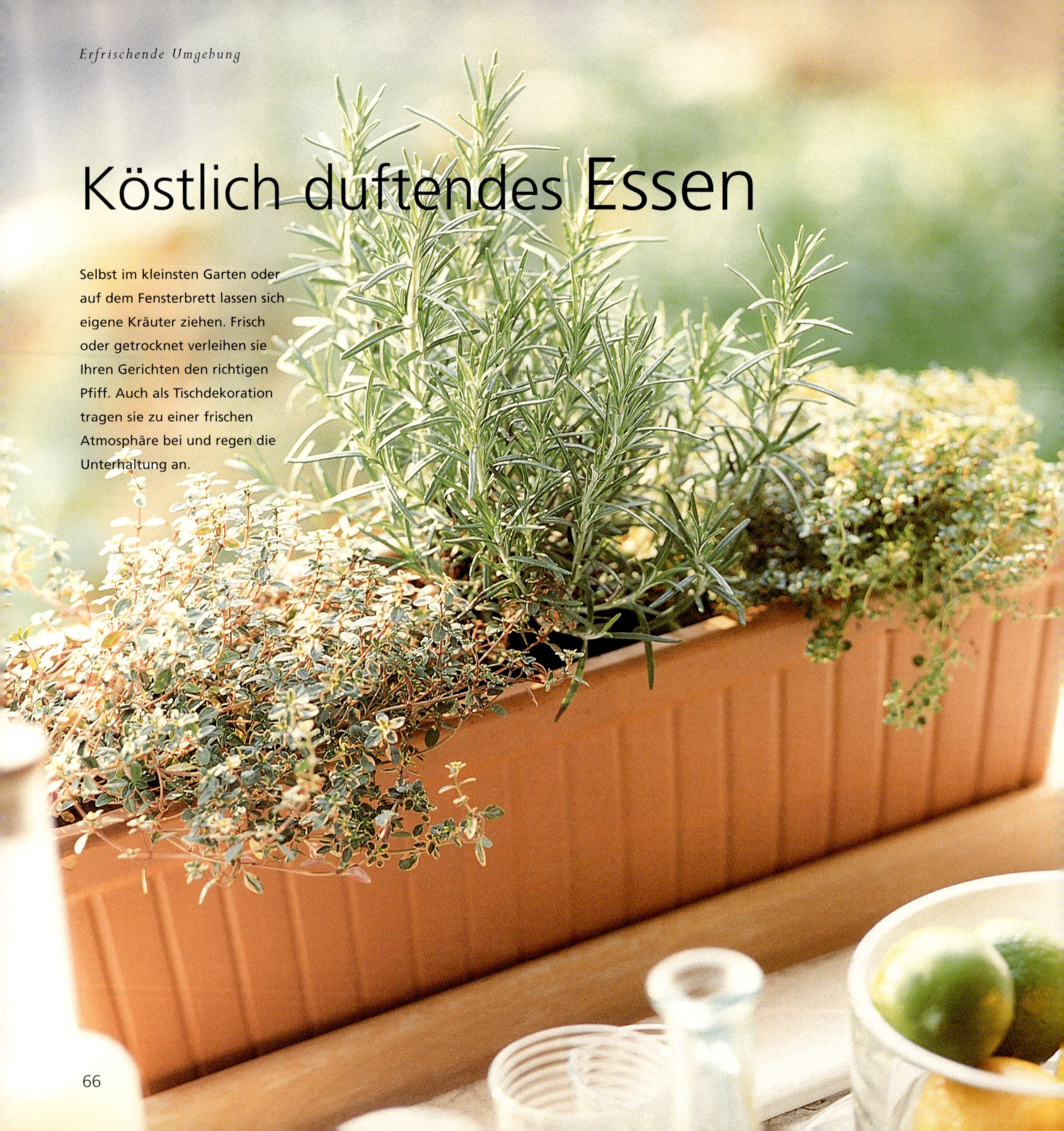

Köstlich duftendes Essen

Selbst im kleinsten Garten oder auf dem Fensterbrett lassen sich eigene Kräuter ziehen. Frisch oder getrocknet verleihen sie Ihren Gerichten den richtigen Pfiff. Auch als Tischdekoration tragen sie zu einer frischen Atmosphäre bei und regen die Unterhaltung an.

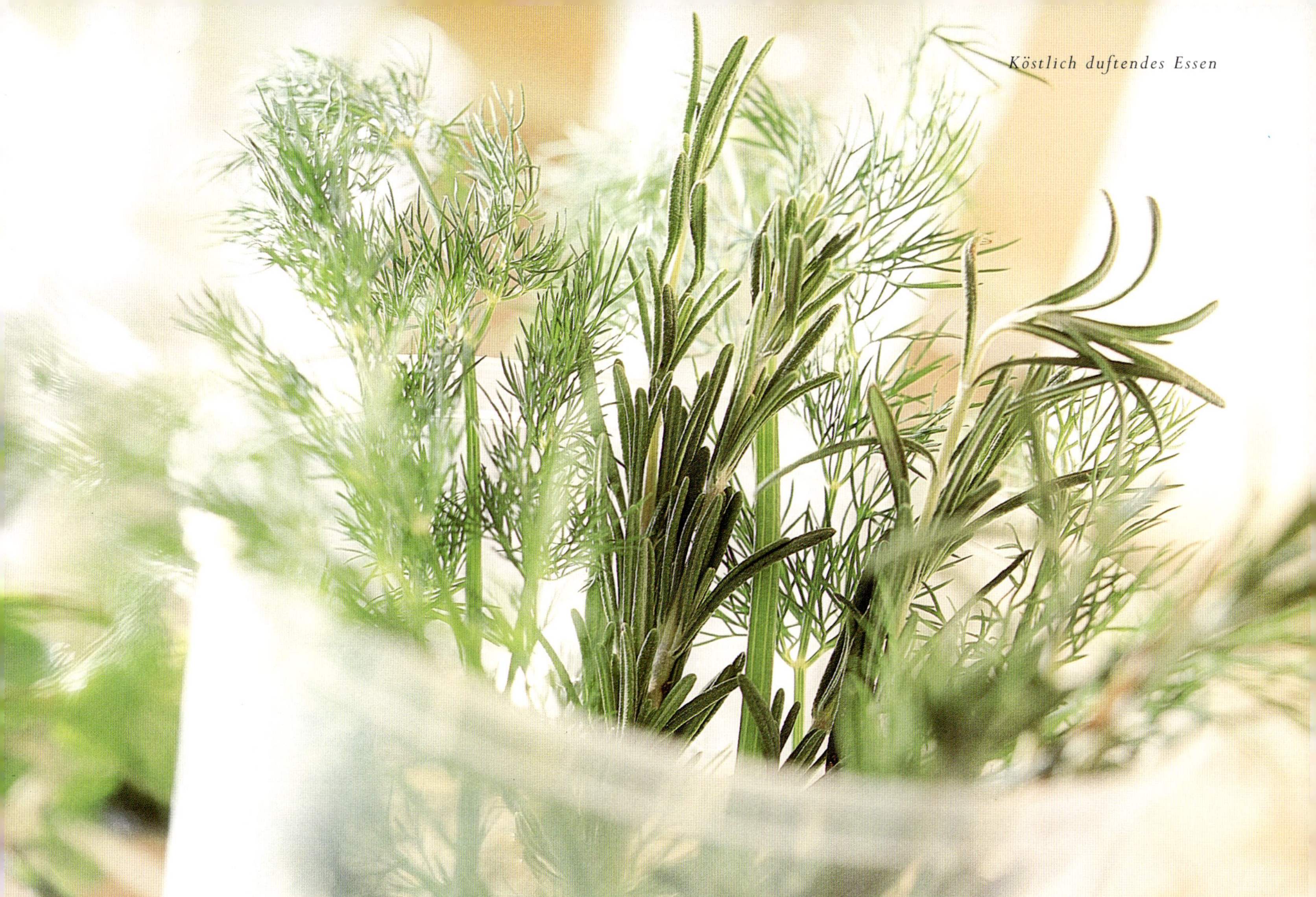

Kräuter in unserer Nahrung machen uns die gesundheitsfördernden Eigenschaften ihrer Ätherischen Öle innerlich verfügbar, ohne dass wir die konzentrierten Essenzen zu uns nehmen müssen. Kräuter, die wir mitkochen, wirken oft ähnlich, wenn nicht identisch, wie das Ätherische Öl in der aromatherapeutischen Anwendung. Bestimmte Kräuter lassen sich in Gerichten nach gesundheitlichen Aspekten verwenden.

Rosmarin hilft, Verdauung und Blutkreislauf anzuregen. Besonders angenehm wirkt er wegen seiner wärmenden und kräftigenden Wirkung im Winter, auch ist er das Mittel der Wahl bei Müdigkeit und Depressionen aufgrund von Überarbeitung. Schwarzer Pfeffer ist anregend, wirkt gut bei Müdigkeit und einem schwachen Immunsystem und bringt den Kreislauf auf die Höhe. Er ist auch ein Expektorans und kann winterlich bedingten Husten und Erkältungen lindern, wie Ingwer, der zudem eine nützliche Verdauungshilfe ist und gegen Reisekrankheit helfen kann. Minze stärkt den Verdauungsapparat, hilft bei Verdauungsbeschwerden, Blähungen, Schluckauf und Übelkeit. Minze hilft auch gegen Erkältungs- oder Grippekrankheiten, indem sie hohes Fieber senkt und Halsschmerzen lindert sowie gegen Sekretstau wirkt. Thymian gehört ebenfalls zu den nützlichen Kräutern: Er bringt das Immunsystem auf Trab und ist besonders den Atemwegen zuträglich.

Sprays & Reinigungsmittel

Küchenspray

Mischen Sie diese Öle mit 100 ml Wasser in einem Pflanzenzerstäuber:

Limetten-Öl, 20 Tropfen
Zedernholz-Öl, 10 Tropfen
Eukalyptus-Öl, 5 Tropfen

Oberflächenreiniger für die Küche

Zum Nachwischen geben Sie die Öle in 1 Liter Wasser:

Bergamotte-Öl, 5 Tropfen
Teebaum-Öl, 3 Tropfen
Eukalyptus-Öl, 1 Tropfen
Thymian-Öl, 1 Tropfen

Bodenreiniger für die Küche

Reinigen Sie den Boden mit normalem Reinigungsmittel und wischen mit dieser Mischung, verdünnt in 1 Liter Wasser, nach:

Kiefernadel-Öl, 4 Tropfen
Zitronen-Öl, 3 Tropfen
Niaouli-Öl, 2 Tropfen
Thymian-Öl, 1 Tropfen

Bakterienkiller für das Bad

Mischen Sie die Öle mit 100 ml Wasser. Als Spray oder mit einem Tuch (tränken und ausdrücken) auftragen:

Limetten-Öl, 10 Tropfen
Kiefernadel-Öl, 10 Tropfen
Thymian-Öl, 5 Tropfen

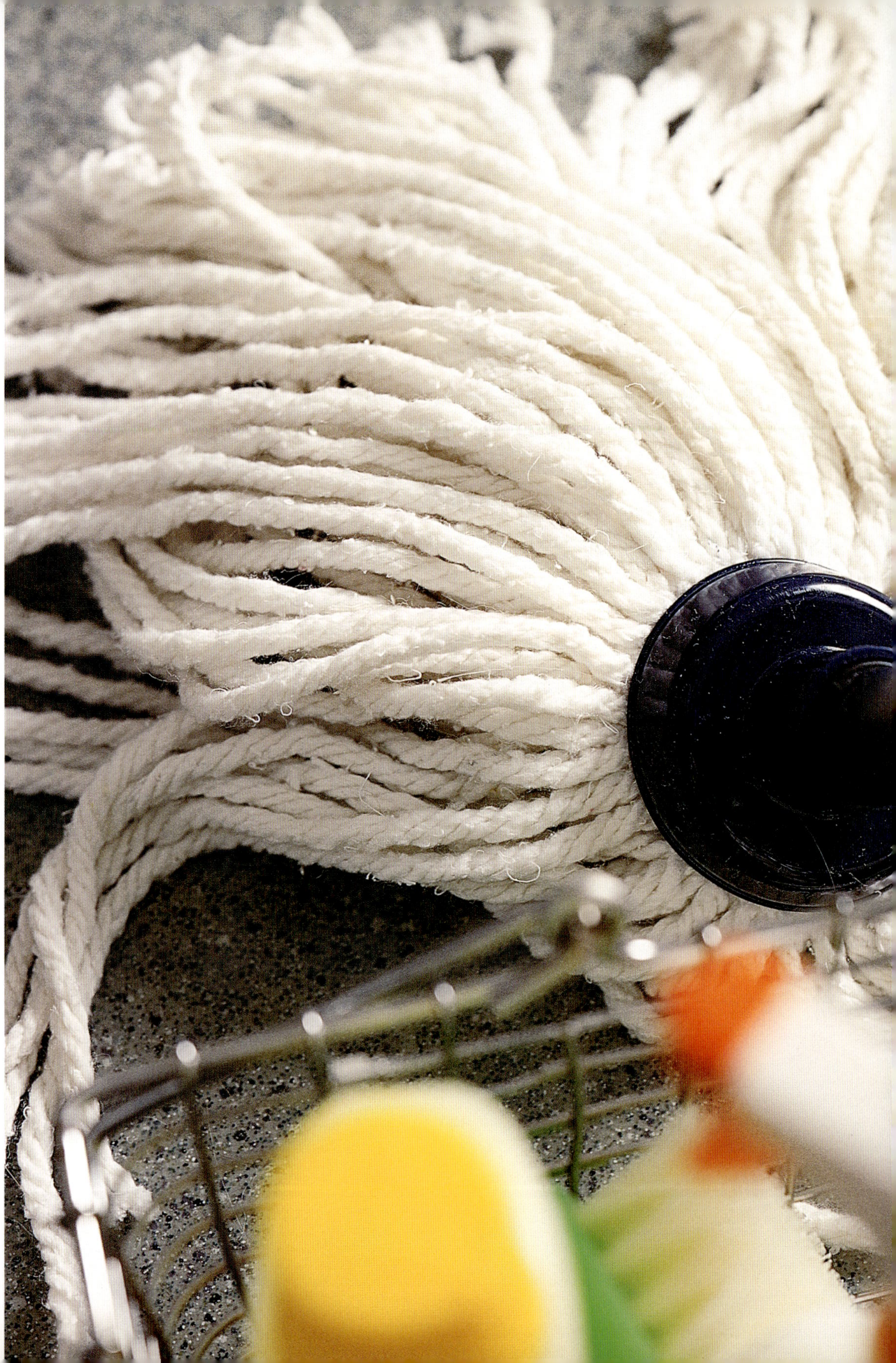

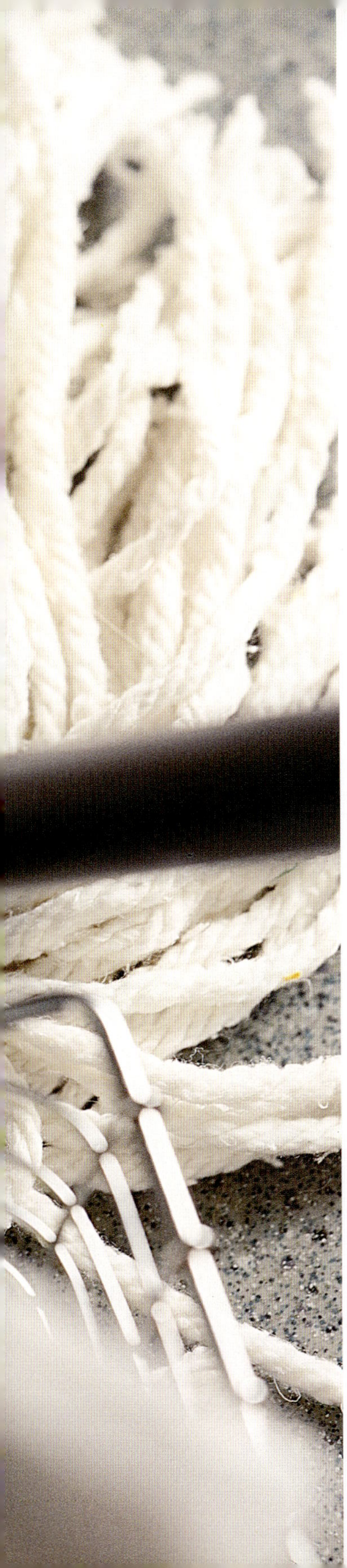

Ätherische Öle bieten sich als Alternativen zu handelsüblichen Reinigungsprodukten an und tragen dazu bei, im ganzen Haus eine vitale Atmosphäre zu schaffen oder wiederherzustellen. In der Küche vertreiben sie mit ihrem starken Wohlgeruch eventuell vorhandene Küchendünste und wirken antiseptisch und antimikrobiell. Diese Eigenschaften machen sie auch wertvoll für die Oberflächen- und Bodenreinigung im Badezimmer. Geben Sie die Öle in einen Pflanzenzerstäuber (siehe Seite 62) oder in eine Schüssel mit Wasser, in der Sie das Reinigungstuch vor Gebrauch tränken. Die Öle töten Mikroorganismen auf den Außenflächen wie auch in Waschbecken und Ablaufrohren, nicht zuletzt beim Wegschütten des gebrauchten Putzwassers. Hinweis: Verwenden Sie Ätherische Öle, die für Therapiezwecke bereits zu alt sind, da ihre antiseptischen Eigenschaften mit der Zeit sogar noch besser werden können.

Düfte im Haushalt

Einen desinfizierenden wie auch wohlriechenden Effekt haben diese Anwendungen: 1 Tropfen Kiefernadel-Öl auf die Innenseite der Papprolle von Klopapier geträufelt, parfümiert das Papier wirkungsvoll. Geben Sie 100 ml Ihres Spülmittels 10 Tropfen Zitronen- oder Limetten-Öl zu; probieren Sie, Fenster auf traditionelle Weise mit Essig und Zeitungen zu putzen und geben auf den letzten Bogen oder auf ein weiches Tuch, mit dem Sie die Putzstreifen entfernen, 1 Tropfen Zitronen-Öl. Ebenso können Sie bei der Kühlschrankreinigung zum letzten Nachwischen 2 Tropfen Zitronen-Öl ins Wasser geben, das desodoriert und bringt frischen Duft. Auch die Liegedecken von Haustieren sollten regelmäßig gewaschen werden. Dem letzten Waschwasser je 2 Tropfen Wacholder-, Teebaum- und Pfefferminz-Öl zugeben (verringert Tiergerüche, hält Insekten fern).

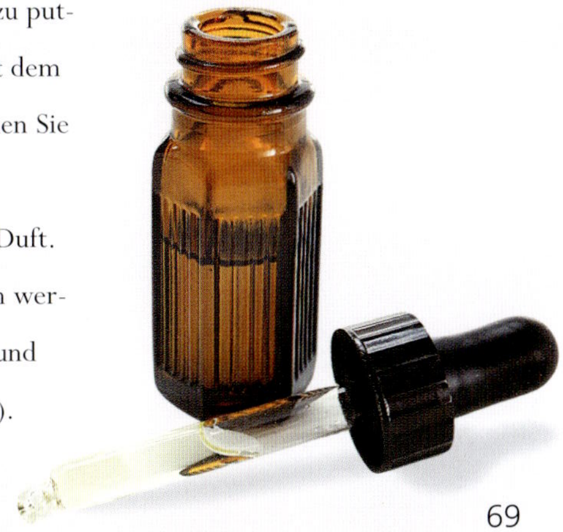

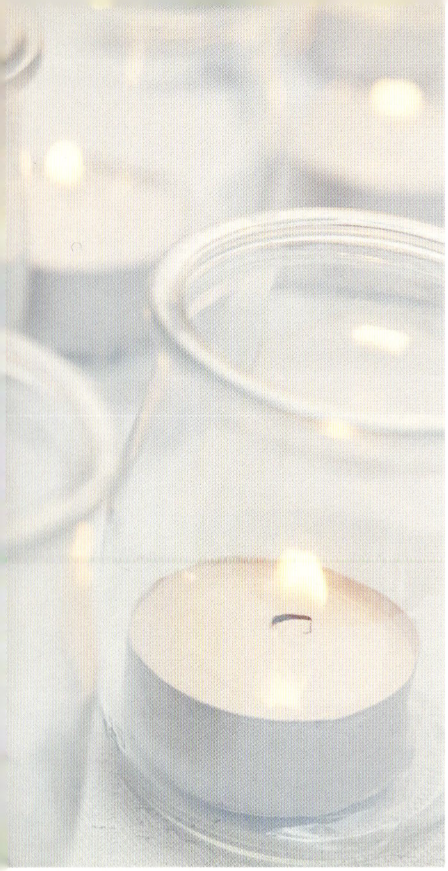

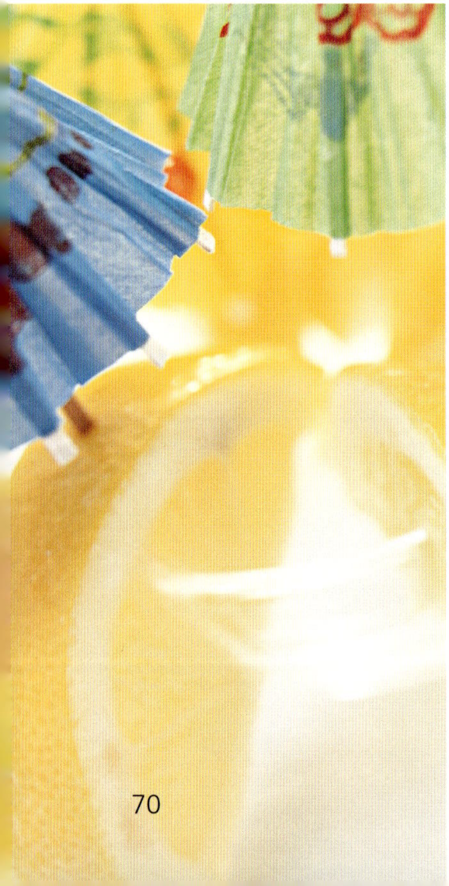

Ätherische Öle sind äußerst wirkungsvoll, wenn es darum geht, eine frische, belebende Raumatmosphäre für Partys zu schaffen. Ein Raum, in dem vor Ankunft der Gäste Ätherische Öle versprüht oder mit einer Duftlampe verteilt wurden, riecht einladend; gleichzeitig kann damit die Unterhaltung angeregt werden.

Bei einer abendlichen Essenseinladung können nach einem schweren Gericht Öle wie Pfefferminze und Rosmarin oder Limette und Wacholder in eine Duftlampe gegeben oder versprüht werden, um die Geschmacksnerven wieder freizumachen und um vor dem nächsten Gang abgestandene Essensgerüche oder Zigarettenrauch zu vertreiben. Wenn die Unterhaltung nachlässt oder sich Müdigkeit breitmacht, erfrischen Öle wie Grapefruit, Ingwer und Bergamotte die Partyatmosphäre und heben die Stimmung.

Party-Atmosphäre

Probieren Sie eine mit Kiefernadel- und Bergamotte-Öl, Zedernholz-Öl und Zitronen-Öl oder Ingwer- und Limetten-Öl aromatisierte Schüssel mit Kieferzapfen als duftenden Blickfang für Ihren Tisch aus. Die Zapfen können Sie mit der in Wasser gelösten Ölmischung besprühen. Das Öl dringt in die Zapfen ein, und die Ölmoleküle verdunsten nach und nach. Wenn das Aroma stärker und länger anhaltend sein soll, können Sie die Kieferzapfen auch 12–24 Stunden in 150 ml Wasser mit bis zu 30 Tropfen Ätherischer Öle einweichen. Dabei sollten Sie die Zapfen öfters unterrühren, damit sich die Ölmischung gleichmäßig verteilt.

Zur Weihnachtszeit lassen sich die Zapfen dekorativ an Bändern befestigen und an Kaminsimsen, Balken oder Vorhangstangen aufhängen. Die Zapfen sollten dazu in jedem Fall getrocknet sein und nicht neben offenem Feuer aufgehängt werden.

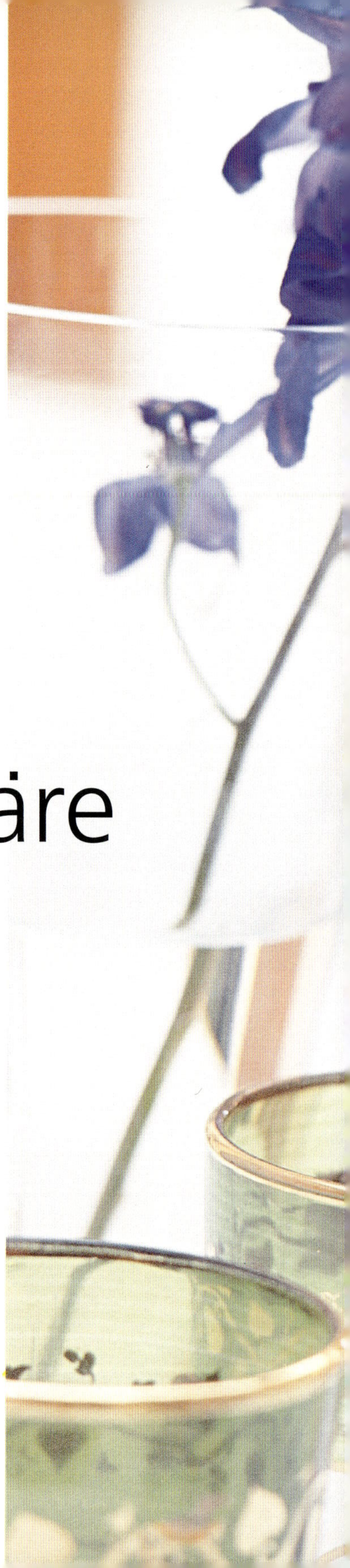

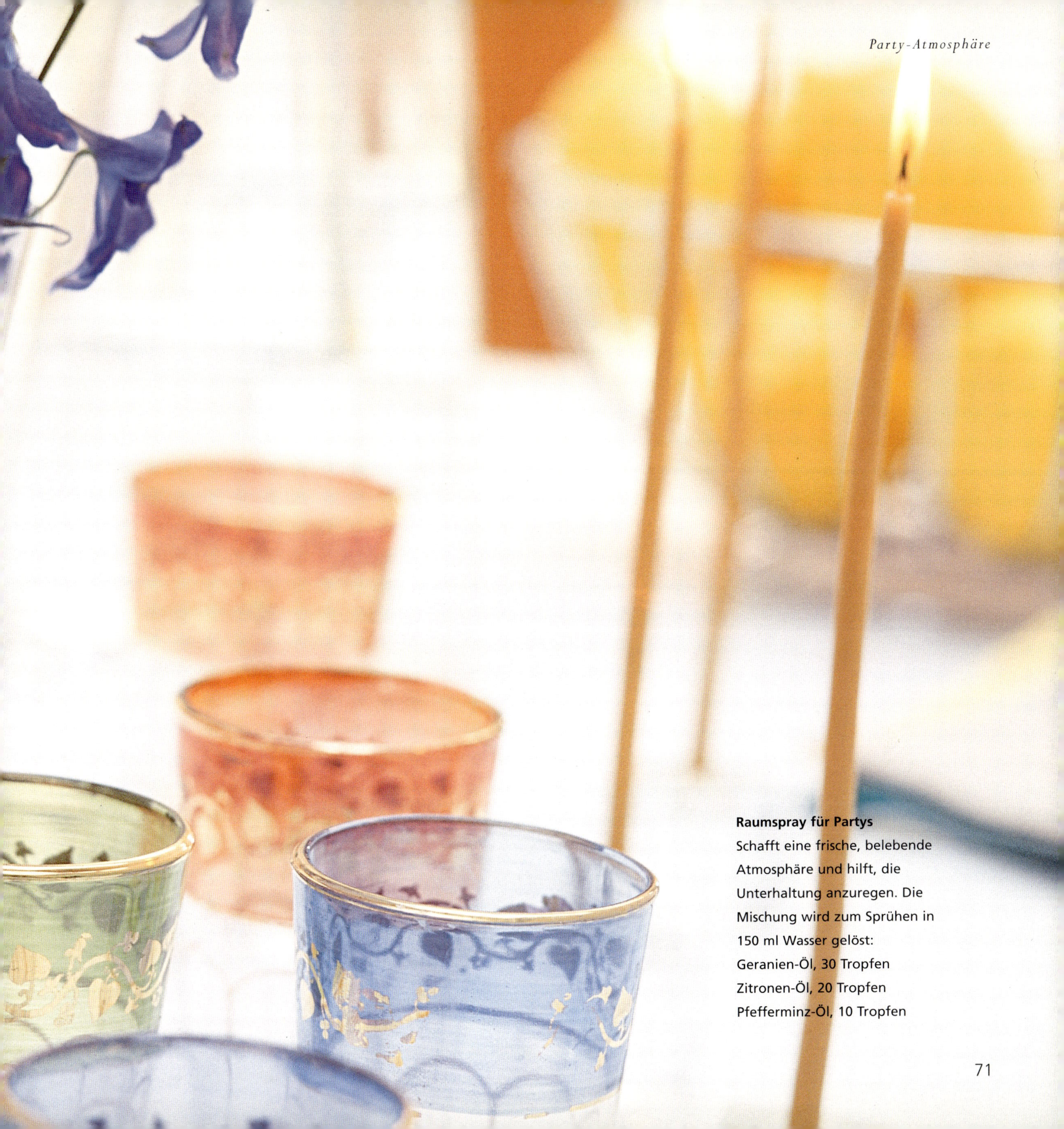

Raumspray für Partys
Schafft eine frische, belebende Atmosphäre und hilft, die Unterhaltung anzuregen. Die Mischung wird zum Sprühen in 150 ml Wasser gelöst:

Geranien-Öl, 30 Tropfen
Zitronen-Öl, 20 Tropfen
Pfefferminz-Öl, 10 Tropfen

Ein bekanntes Flugproblem ist Dehydration: gegen geschwollene Knöchel und Müdigkeit sollten Sie daher reichlich Mineralwasser trinken. Bei Übelkeit oder Müdigkeit während des Fluges helfen Ingwer-, Pfefferminz- oder Grapefruit-Öl, direkt aus der Flasche oder von einem mit 1 Tropfen beträufelten Taschen- oder Kosmetiktuch inhaliert. Bei Flugangst sind Notfall-Tropfen, eine der Bach Blüten-Mischungen, zu empfehlen.

Nach dem Flug sollten Sie sich ein aromatisches Vollbad gönnen, um wieder zu Kräften zu kommen. Wenn möglich, ist eine Massage gegen die Jet-Lag-Symptome zu empfehlen. Die dafür ausgewählten Öle hängen von den spezifischen Problemen ab, wie unter anderem Wasseransammlung im Körper, Müdigkeit, Schlaflosigkeit, geschwollene Knöchel und ein allgemeines Gefühl des „Aus-dem-Gleichgewicht-Seins".

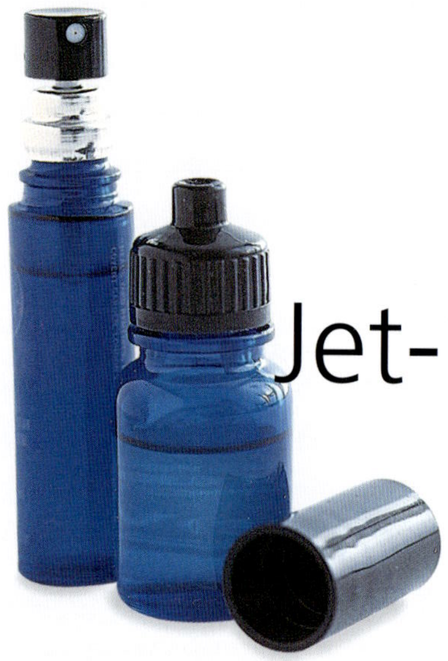

Jet-Lag Reiseapotheke

Ein natürlicher Energiespender für Ihre Reiseapotheke ist der Sibirische Ginseng. Die allgemein als Kräftigungsmittel eingesetzte Wurzel gibt es als standardisierte Menge Trockenextrakt in Kapselform. Seine erneuernden, schützenden und energiebringenden Eigenschaften bringen das Immunsystem auf Trab, und stärken das Durchhaltevermögen sowie die Körperenergien. Als besonders wertvoll erweist sich der Ginseng während Zeiten erhöhter physischer und/oder emotionaler Belastung, er kann über längere Zeit ohne negative Nebenwirkungen eingenommen werden. Stellen Si sicher, dass Sie das reine, unverfälschte Produkt bekommen. Im Handel erhältlich sind auch kommerziell angebauter chinesischer und nordamerikanischer Ginseng. Chinesischer Ginseng wird zur Stärkung der Sexualkraft angewendet, nordamerikanischer Ginseng wirkt adaptogen – er hilft dem Körper, sich an bestimmte Bedingungen anzupassen, um wieder ins Gleichgewicht zu kommen.

Bade- & Massageöle nach dem Flug

Die Mischung für ein vitalisierendes Bad wird in 1 Teelöffel Pflanzenöl gelöst:

Morgens:
Grapefruit-Öl, 5 Tropfen
Geranien-Öl, 4 Tropfen
Eukalyptus-Öl, 1 Tropfen
Abends:
Bergamotte-Öl, 5 Tropfen
Zypressen-Öl, 3 Tropfen
Wacholder-Öl, 2 Tropfen

Die Mischung wird für eine Anti-Jet-Lag-Massage mit 30 ml süßem Mandelöl verdünnt:

Morgens:
Rosmarin-Öl, 3 Tropfen
Zitronen-Öl, 2 Tropfen
Limetten-Öl, 2 Tropfen
Abends:
Bergamotte-Öl, 5 Tropfen
Zypressen-Öl, 3 Tropfen
Geranien-Öl, 2 Tropfen

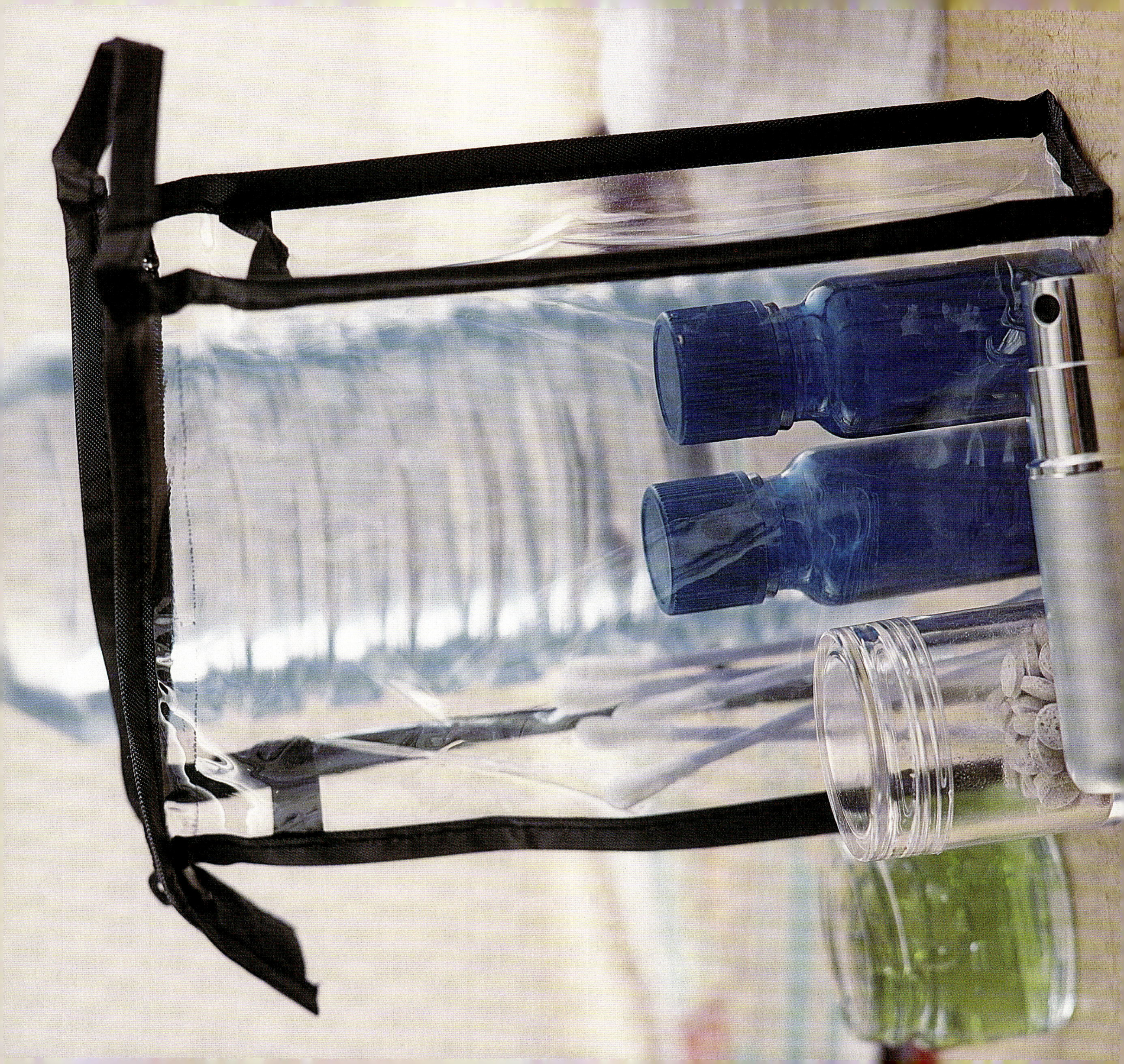

Praxis der Aromatherapie

Ätherische Öle sind sicher, sanft und überaus wirksam. Auf der anderen Seite sind sie aber auch hochkonzentriert und sollten, wie jede andere therapeutisch hochwirksame Substanz, mit der nötigen Achtung verwendet werden. Ein Missbrauch kann zu Reizungen, Sensibilisierung, oder, obwohl dies nur selten vorkommt, zu wirklichen Schäden im Körpersystem führen. Wenn Sie sich an die aufgeführten Richtlinien halten, werden Sie vom gesamten Wirkspektrum Ätherischer Öle profitieren und es auch genießen können.

Wie viele andere ergänzenden Therapieformen, lässt sich auch die Aromatherapie effektiv neben der Schulmedizin einsetzen. Manchmal bietet sich die Aromatherapie als sichere und wirkungsvolle Behandlungsform für chronische Zustände an, die im Zusammenhang mit Stress und Anspannung stehen, wie Rückenschmerzen, Kopfschmerzen, Schlafprobleme und Depressionen – ohne die bei langfristigem Arzneimittelgebrauch auftretenden Nebenwirkungen. Eine schulmedizinische Behandlung kann jedoch oft lebensrettend sein, deswegen sollte immer ein ausgeglichener Behandlungsansatz zwischen beiden Therapieformen erfolgen.

Allgemeine Richtlinien

- Lesen Sie bitte vor dem Einsatz jedes Ätherischen Öls auch seine Gegenanzeigen auf den Seiten 76–78. Manche Öle sind risikoreich in der Anwendung; Öle, die nicht in diesem Buch beschrieben sind, sollten daher nicht ohne weitere Information oder professionellen Rat verwendet werden.
- Jeder Tropfen eines Ätherischen Öls ist hochkonzentriert, und die Mehrzahl der Öle sollte nur nach Anweisung verdünnt angewendet werden. Lavendel und Teebaum sind die einzigen Öle, die in kleinen Mengen auch unverdünnt verwendet werden können.
- Geben Sie nicht mehr als 10 Tropfen Ätherischer Öle auf ein Vollbad. Plastikwannen müssen danach gründlich gereinigt werden.
- Nehmen Sie Ätherische Öle nie innerlich ein. Ohne die ausdrückliche professionelle Verordnung durch einen Aromatologen oder einen aromatherapeutisch arbeitenden Arzt kann die innerliche Anwendung schwere Schäden verursachen oder in seltenen Fällen sogar zum Tod führen.
- Ätherische Öle dürfen nicht in die Augen gelangen, da dies zu dauerhaften Schäden führen kann. Passiert es dennoch, sollte das Auge sofort mit Milch gespült und ein Arzt aufgesucht werden. Schließen Sie während Inhalationen die Augen, um Reizungen zu vermeiden.
- Bringen Sie unverdünnte Öle nie in Kontakt mit Schleimhäuten (Mundhöhle und Atemwege sowie der Genitaltrakt). Dies kann schwere Reizungen und Beschwerden verursachen.
- Bestimmte Öle sind während der Schwangerschaft strikt zu meiden, unter anderem Muskatellersalbei, Schwarzer Pfeffer, Zedernholz, Geranie, Majoran und Jasmin. Es ist anzuraten, während der ersten drei Schwangerschaftsmonate auf Aromatherapie-Massagen zu verzichten; gleiches gilt während der gesamten Schwangerschaft, wenn in der Vorgeschichte bereits Fehlgeburten auftraten. Eine Ausnahme machen die sehr sanften Öle Rose, Neroli, Lavendel und Kamille. In verdünnter Anwendung sind sie sicher: 3–4 Tropfen in Vollbädern und 1–2 Tropfen in Massagemischungen. Eine sichere Alternative für die Verwendung der Öle bietet das Anzünden einer Duftlampe.
- Östrogenstimulierende Öle wie Muskatellersalbei und Geranie dürfen nicht von Frauen mit Wucherungen oder Gebärmutter-, Eierstock- oder Brustkrebs verwendet werden.
- Lavendel, Muskatellersalbei und Petitgrain werden oft zur Asthmabehandlung empfohlen. Manche Patienten klagen jedoch über eine Verschlechterung ihres Befindens, insbesondere, wenn sie gleichzeitig unter Heuschnupfen leiden.
- Bewahren Sie Ätherische Öle außerhalb der Reichweite von Kindern auf. Die Verabreichung darf nur unter der Aufsicht von Erwachsenen geschehen; Inhalationen sollten kurz gehalten werden.
- Bei schwerer oder länger dauernder Krankheit sollte immer ein Allgemeinarzt konsultiert werden, insbesondere bei Babys, Kindern und Schwangeren, bzw. bei hohem Fieber, Krämpfen, Gehirnerschütterung und schweren Verbrennungen.

Empfindliche Haut

- Schwarzer Pfeffer, Zedernholz, Kiefernadel und Ingwer sollten von Personen mit empfindlicher Haut nicht benützt werden. Manche Öle sensibilisieren empfindliche Haut; Benzoin, Jasmin, Kiefernadel, Muskatellersalbei, Rose und Ylang-Ylang sollten daher nicht in hoher Konzentration oder regelmäßig angewendet werden. Sandelholz, Jasmin, Bergamotte, Ingwer, Geranie, Limette und Vetiver können bei hypersensibler Haut Dermatitis hervorrufen.
- Im Zweifel probieren Sie das Öl zuerst an einer kleinen Hautstelle aus („Pricktest"). Stellen Sie dazu zunächst die Verdünnung des zu testenden Öls her. Dann waschen Sie sich gründlich den Unterarm und geben eine Probe des Öls auf das Wundkissen eines großen Pflasters, das Sie auf die empfindliche Haut auf der Innenseite des Unterarms anbringen. Lassen Sie das Pflaster 24 Stunden einwirken, wenn nicht vorher Reizungen oder Beschwerden auftreten. Falls die Haut nach der Einwirkzeit gereizt oder entzündet ist, sollte das Öl nicht verwendet werden. Der Pricktest garantiert zwar nicht, dass keine allergische Reaktion auftritt, ist für gewöhnlich aber ein Indikator für Öle, die ein Hauttyp nicht verträgt.
- Bei empfindlicher Haut sollten Ätherische Öle vor der Zugabe ins Vollbad mit 1 Teelöffel Milch oder Pflanzenöl vermischt werden, damit sie richtig verdünnt und verteilt werden.
- Babys und ältere Personen haben immer hypersensible Haut und dürfen nicht mit konzentrierten Ölen behandelt werden. Für ein Vollbad wird 1 Tropfen Öl in 1 Teelöffel Milch gelöst, für Massagen 1 Tropfen (Kamille oder Lavendel) in 5 ml Pflanzenöl. Alternativ geben Sie die Öle in eine Duftlampe oder versprühen sie.
- Manche Öle sind phototoxisch, sie machen die Haut empfindlich auf ultraviolettes Licht und führen zu Pigmentierungen.Aus diesem Grund sollten Zedernholz, Ingwer und Zitrusöle, wie Bergamotte, Mandarine und Orange, vor dem Sonnenbad oder Solariumbesuch nicht verwendet werden.

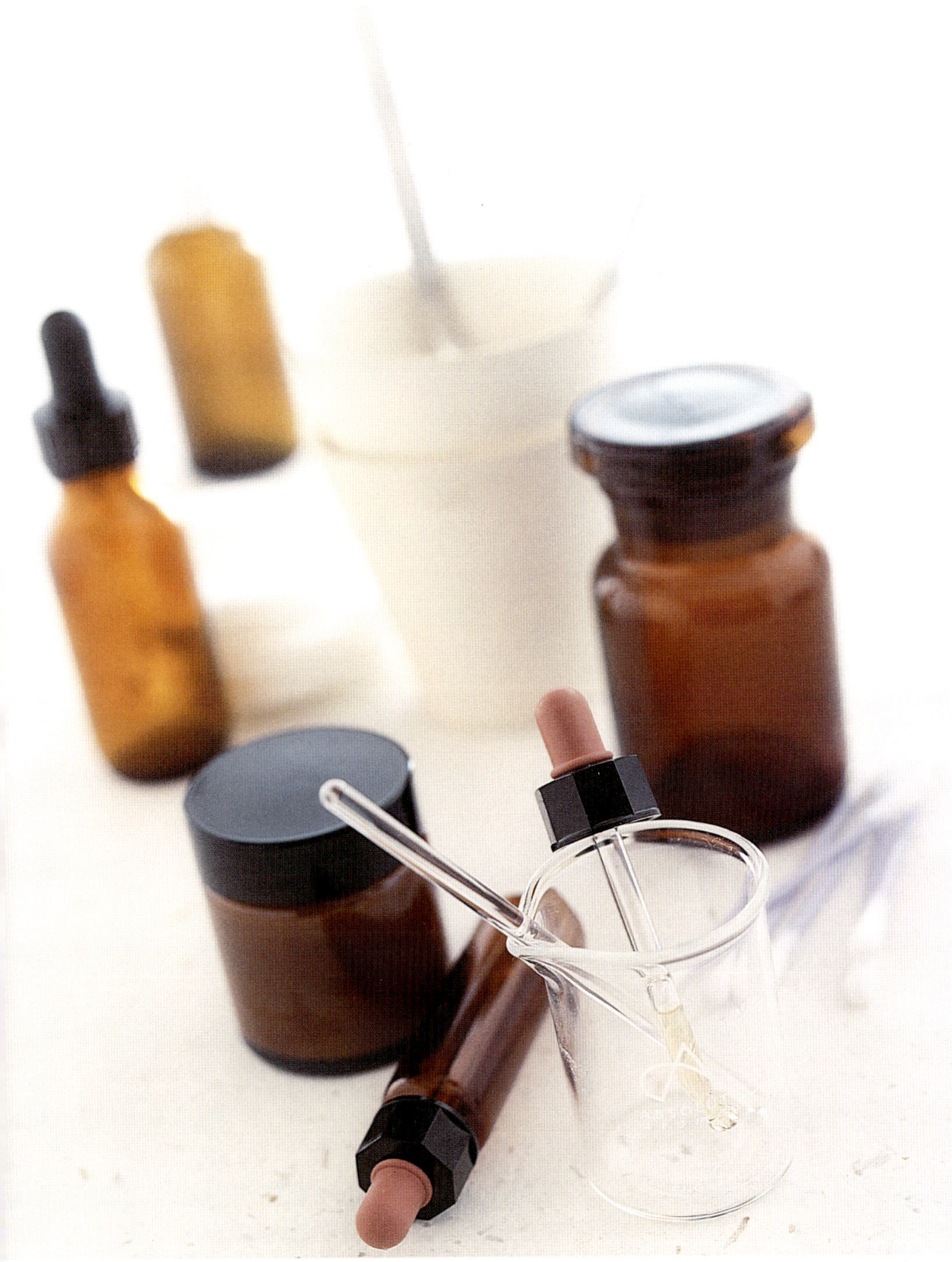

Richtlinien für die Massage

- Verwenden Sie nie von sich aus eine Mischung, die mehr als 2,5 Prozent Öle enthält.
- Üben Sie insbesondere in der Wirbelsäulengegend keinen tiefen Druck aus; massieren Sie keine schmerzenden Stellen und nie auf Gelenken.
- Üben Sie bei bestehender Schwangerschaft keinen Druck auf den Unterleib und den unteren Rückenbereich aus. Während der ersten drei Schwangerschaftsmonate nur sanfte Massagen anwenden.
- Verabreichen Sie während der ersten beiden Periodentage keine kräftige Ganzkörpermassage, da dies die Blutungen verstärken kann; massieren Sie lediglich sanft und lokal beschränkt die Arme, Hände, Füße, Beine und das Gesicht.
- Unterlassen Sie Massagen bei schweren Herzerkrankungen, sehr hohem oder sehr niedrigem Blutdruck; Hämorraghie oder beim Auftreten von Blutgerinnseln in der Krankenvorgeschichte (die Anregung des Blutkreislaufes könnte ein Blutgerinnsel in Bewegung setzen); Epilepsie (Massage mit manchen Ölen könnte einen Anfall hervorrufen); hohem Fieber (machen Sie kalte Umschläge); schweren Infektionen (Massage regt den Kreislauf an, was wiederum die Infektionsausbreitung unterstützen und die Temperatur erhöhen kann. Bei Infektionen können Öle lokal aufgetragen werden. Massagen während der Rekonvaleszenz nur nach Rücksprache mit dem Arzt).
- Diese Stellen nicht massieren: verletzte Stellen – Brüche, offene Wunden, Narbengewebe, schwere Prellungen, Entzündungen, Verbrennungen oder Sonnenbrand; infektiöse Stellen (Lavendel oder Teebaum helfen eventuell, aber nur nach Rücksprache mit dem Arzt anwenden); unidentifizierte Knoten (holen Sie ärztlichen Rat ein, wenn Sie Knoten entdecken – es kann sich um Fettgewebe handeln, doch die Diagnose sollte sicher gestellt werden); Krampfadern (nur im frühen Stadium kann Massage helfen).
- Massieren Sie keine Personen, die schwer gegessen haben oder alkoholisiert sind.
- Diabetiker können von einer Massage profitieren, sollten aber ausgeglichene Insulin- bzw. Blutzuckerspiegel haben. Achten Sie während der Massage auf die Körpertemperatur, da Diabetiker Schwankungen eventuell nicht wahrnehmen. Holen Sie bei Patienten, deren Diagnose erst kürzlich gestellt wurde, ärztlichen Rat ein.

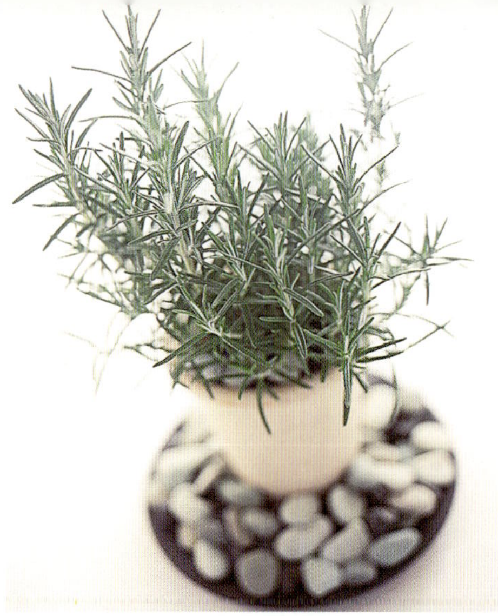

Verzeichnis der Ätherischen Öle

Die hier beschriebenen 18 Ätherischen Öle sind nicht die einzigen vitalitätsfördernden und aufbauenden Pflanzen-Essenzen. Sie stellen jedoch eine umfassende Auswahl derjenigen Öle dar, die diese Eigenschaften am stärksten besitzen und die dem Körper helfen können, sich von den heutigen Stressfaktoren zu erholen. Die meisten vitalisierenden Öle lassen sich in drei Hauptgruppen einteilen:
Antidepressiva: Bergamotte, Geranie, Grapefruit, Limette, Pfefferminz, Rosmarin, Schwarzer Pfeffer und Zedernholz.
Stimulantien: Eukalyptus, Ingwer, Kiefernadel, Limette, Niaouli, Pfefferminze, Rosmarin, Thymian, Schwarzer Pfeffer, Zedernholz, Zitrone und Zypresse,.
Harmonisierende Öle: Bergamotte, Geranie und Zitrone.

Bergamotte *(Citrus bergamia)*
Dieses vielseitige Öl erhielt seinen Namen nach der italienischen Stadt Bergamo, wo es zuerst verkauft wurde.
Wirkung auf den Körper: Antiseptisch und immunabwehrstärkend, besonders bei Genital-, Harnwegs- sowie Atemwegsinfektionen. Antiviral und antibakteriell bei Akne, Hautunreinheiten, Ekzemen, Schuppenflechte, Bläschenausschlag, Gürtelrose und Windpocken (in Kombination mit Eukalyptus und Teebaum). Verdauungsfördernd, leicht abführend und schmerzstillend bei Kolitis, Blähungen und Magenverstimmung, hilfreich bei der Behandlung von Essstörungen und Appetitverlust aufgrund von Depressionen.
Stimmungsbeeinflussende Eigenschaften: Hilfreich bei Kummer, Depressionen und Sorgen. Wirkt ausgleichend, sorgt für Ruhe, dämmt Ärger ein, hebt Selbstbewusstsein und Selbstachtung.
Gegenanzeigen: Kann bei UV-Einstrahlung Hautpigmentierungen verursachen (phototoxisch). Hautreizungen bei sensibler Haut, besonders bei altem Öl.

Eukalyptus *(Eucalyptus globulus)*
Die australischen Aborigines entdeckten die antiseptischen Eigenschaften von Eukalyptus; sie verbanden Wunden mit seinen frischen Blättern.
Wirkung auf den Körper: Starkes Stimulans, vertreibt geistige Müdigkeit und Kopfschmerzen, fördert die Konzentration. Antimikrobielle Wirkung bei Erkältungen, Husten, Grippe, Windpocken, hohem Fieber, Malaria und Typhus. Bei akuter Krankheitsgefahr als vorbeugendes Mittel zu empfehlen. Entstauenden/auswurffördernd bei Katarrh. Fungizid und entwässernd bei Harnwegsinfekten. In Kombination mit Bergamotte Schmerzmittel und bei Verbrennungen, Blasenbildung und Hautinfekten. Massagen mit dem verdünnten Öl bei Muskelkater, Muskelschmerzen und Arthritis. Starkes Insektenabwehrmittel.
Stimmungsbeeinflussende Eigenschaften: Reinigt eine negative Atmosphäre oder mit Ärger/Konflikt behaftete Räume.
Gegenanzeigen: Nicht bei hohem Blutdruck, Epilepsie oder während einer homöopathischen Behandlung verwenden. Nicht bei Babys oder kleinen Kindern anwenden, außerhalb deren Reichweite aufbewahren (bereits eine kleine oral aufgenommene Menge kann tödlich sein). Nur in sehr geringen Dosierungen anzuwenden (1 Tropfen auf 30 ml Massage-Basisöl, 1 Tropfen für Inhalation oder ein Vollbad).

Fenchel *(Foeniculum vulgare dulce)*
Früher wurde Fanchel als Viehfutter, zum Abhalten böser Geister und zur Verbesserung der Sehkraft eingesetzt. Heute findet der Fenchel verstärkt in der Frauenheilkunde Verwendung.
Wirkung auf den Körper: Verdauungsfördernd, lindert Übelkeit, Blähungen, Schluckauf und Magenverstimmung und hilft gegen Verstopfung. Wassertreibende Eigenschaften vermeiden Wasseransammlungen im Körper vor der Periode vor, lindert Harnwegsinfekte. Hilft gegen Zellulitis, aufgrund seiner entgiftenden Eigenschaften wertvoll nach zuviel Alkohol und Zigaretten. Wirkt regulierend auf den Hormonhaushalt, hat sich bei schwacher Menstruation, Periodenschmerzen und bei prämenstruellen Spannungsgefühlen bewährt. Unterstützt bei stillenden Müttern den Milchfluß.
Stimmungsbeeinflussende Eigenschaften: Vitalisiert, kräftigt emotional, schützt seelisch. Löst nervöse Anspannung, lindert stressbedingtes Asthma oder pfeifenden Atem.
Gegenanzeigen: Nicht während der Schwangerschaft, bei Epilepsie und bei Kindern unter sechs Jahren. Um Hautreizungen zu vermeiden, ist der süße dem bitteren Fenchel vorzuziehen.

Geranie *(Pelargonium graveolens)*
Hat beste Wirkungen auf Körper und Emotionen.
Wirkung auf den Körper: Wirkt ausgleichend auf verschiedene Körperfunktionen, bei fettiger Haut adstringierend, fördert die Erneuerung/Ausbesserung trockener und reifer bzw. durch einige Formen von Dermatitis, Ekzeme und Gürtelrose geschädigter Haut. Regt den Kreislauf an, ist entwässernd, was wirksam ist gegen Wasseransammlungen im Körper, langsamen Lymphfluss, Zellulitis, Harnwegsinfektionen und Gallensteine. Kann bei prämenstruellen Spannungszuständen, empfindlichen Brüsten und Hitzewallungen helfen.
Stimmungsbeeinflussende Eigenschaften: Ausgleich emotionaler Extreme, die mit dem Menstruationszyklus oder mit Stress zusammenhängen. Hebt die Stimmung und erfrischt die Sinne.
Gegenanzeigen: Nicht während der ersten drei Schwangerschaftsmonate anwenden.

Grapefruit *(Citrus paradisi)*
Kann die Behandlung von Essstörungen wie Magersucht und Bulimie unterstützen.
Wirkung auf den Körper: Wirkt entgiftend, stimuliert Leber und Gallenblase, unterstützt die Verdauung, verbessert den Lymphfluss. Sanft entwässernd, den Harnfluss erhöhend, wirkt gegen Wassereinlagerungen, Zellulitis und Übergewicht, das auf Stauungen zurückzuführen ist, unterstützt die Fettaufspaltung. Kann hohen Blutdruck senken, Kopfschmerzen aufgrund von Stress, Migräne und PMS lindern, Alkohol- und Drogenentzug unterstützen.
Stimmungsbeeinflussende Eigenschaften: Hilfreich bei Depressionen aufgrund von Frustration und Gereiztheit, hilft insbesondere „Frustessern". Auf emotionaler Ebene reinigend, erfrischend und belebend. Hilft, Zweifel und Selbstvorwürfe abzubauen, setzt Enttäuschungen und Desillusionierungen frei, stärkt Selbstvertrauen und Zuversicht.
Gegenanzeigen: Kann reizend und sensibilisierend werden, wenn es oxidiert. Innerhalb eines halben Jahres nach Erwerb verbrauchen, danach nur noch in der Duftlampe verwenden.

Ingwer *(Zingiber officinale)*
Viele alte Kulturen verwendeten Ingwer zur Stärkung der Sexualkraft.

Wirkung auf den Körper: Schmerzstillende, entspannende und antiseptische Eigenschaften, hilft bei Atemwegsinfekten, Magenverstimmung, Verstopfung, arthritischen, rheumatischen und muskulären Beschwerden, bei Bauch-, Rücken- und Zahnschmerzen, bei Krampfadern. Lindert Übelkeit, die Auswirkungen eines Katers (bzw. bei allgemeiner Müdigkeit), ist appetitanregend. Reguliert den weiblichen Zyklus, wirkt gegen Impotenz und Frigidität.
Stimmungsbeeinflussende Eigenschaften: Wirkt wärmend, aphrodisisch, fördert die Sinnlichkeit, lindert nervliche Erschöpfung und Apathie.
Gegenanzeigen: Nur in kleinen Mengen verwenden, der Duft überdeckt andere Öle. Kann empfindliche Haut reizen.

Kiefernadel *(Pinus sylvestris)*
Je älter das Öl wird, desto stärker reizt es aufgrund zunehmender Oxidation die Haut.
Wirkung auf den Körper: Stark antiseptisch, entstauend und auswurffördernd, wirkt zur Inhalation besonders gut auf die Atemwege (Erkältungen, Husten, Grippe, Bronchitis, Sinusitis, sogar Lungenentzündung). Kreislaufstärkend, lindert Gelenk- und Muskelschmerzen, Arthritis, Rheuma, Ischias, Gicht (zusammen mit Wacholder) und Wasseransammlungen. Hilft bei CFS und lindert Schweißfüsse; entwässernd bei Harnwegsinfektionen. Stimulierend bei Prostataproblemen, lindert Impotenz.
Stimmungsbeeinflussende Eigenschaften: Aufbauend und erfrischend bei Stresszuständen und nervöser Erschöpfung. Stärkt mangelnde Selbstachtung und Selbstbewusstsein.
Gegenanzeigen: Bei empfindlicher Haut oder Prostatakrebs nicht für Massagen oder Bäder verwenden.

Limette *(Citrus aurantiifolia)*
Ihr erfrischender und belebender Duft kann die Behandlung von Alkoholismus und Magersucht unterstützen.
Wirkung auf den Körper: Antiseptisch und fiebersenkend; gut bewährt bei Atemwegsinfektionen, Husten, Erkältungen, Grippe. Entkrampft, hilft bei Muskelschwäche, Krämpfen, Entzündungen aufgrund von Belastung und Anspannung. Kann Magenkrämpfe aufgrund von Sorge oder Aufregung lindern, wirkt gegen Zellulitis und schlechten Kreislauf. Unterstützt die Entgiftung.
Stimmungsbeeinflussende Eigenschaften: Aufbauendes und erfrischendes Antidepressivum, gegen Angst, Sorgen, Müdigkeit und Lustlosigkeit, hilft, die Dinge positiv zu betrachten.
Gegenanzeigen: Reizt empfindliche Haut (phototoxisch). Nicht vor dem Sonnenbad oder Solariumbesuch verwenden.

Niaouli *(Melaleuca viridiflora)*
In Wasser verdünnt, gut als Spray zur Desinfektion von Krankenzimmern.
Wirkung auf den Körper: Bei allen Krankheitsbildern mit chronischem Sekretstau, bei Schleimhautentzündung. Schmerzstillend, entzündungshemmend bei Gelenkentzündungen, Arthritis und Rheumatismus. Antiseptisch, immunabwehrstärkend bei Entzündungen der Harnwege. Verdauungsfördernd, kräftigt die Leber, mildert Unwohlsein durch Blähungen, Durchfall sowie Gallen- und Zwölffingerdarmgeschwüre. Bei Asthma, insbesondere bei allergisch bedingtem. Kann gegen fettige Haut, Akne, Insektenstiche und Pilzinfektionen wirken (Fußpilz).
Stimmungsbeeinflussende Eigenschaften: Belebt und erfrischt den Geist und die Sinne – unterstützt die Konzentration und einen klaren Kopf. Angezeigt bei nervöser Depression.
Gegenanzeigen: Nicht während der Schwangerschaft. Nicht für Babys, Kinder und bei empfindlicher Haut benutzen.

Pfefferminze *(Mentha piperita)*
Starkes Gehirnstimulans, abends nur benutzen, wenn man die ganze Nacht wach bleiben möchte.
Wirkung auf den Körper: Bekannte Verdauungshilfe, beseitigt Schmerzen und Entzündungen im Magen-Darmbereich (Magenverstimmung, Kolik, Durchfall, nervöse Verdauung, Übelkeit, Erbrechen, Magenschmerzen). Kräftigt die Leber, wirkt als kalte Kompresse kühlend und entzündungshemmend bei Fieber. Schmerzstillend bei Muskelkater, Muskelschmerzen, Zahnschmerzen, besonders bei Neuralgie. Starkes Gehirnstimulans, unterstützt die Versorgung bei Schock/Ohnmacht, belebt den Geist bei Müdigkeit oder Apathie. Inhalation kann gegen Seekrankheit und Schwindel helfen.
Stimmungsbeeinflussende Eigenschaften: Belebt den Geist und die Sinne und fördert neue Energien zu Tage.
Gegenanzeigen: Nicht in Schwangerschaft und Stillzeit anwenden, außerhalb der Reichweite von Babys und kleinen Kindern aufbewahren (kann Krämpfe, mitunter sogar Ersticken verursachen). Reizt empfindliche Haut. Nur in hoher Verdünnung, nicht pur verwenden (1 Tropfen pro 5 ml Badeölmischung oder 1 Tropfen pro 30 ml Massage-Basisöl).

Rosmarin *(Rosmarinus officinalis)*
Starkes geistiges Stimulans, nicht vor dem Schlafen verwenden.
Wirkung auf den Körper: Hilfreich, um akut die Konzentration zu fördern, hilft gegen geistige Erschöpfung. Kreislaufstärkend, stimuliert den Blutfluss, lindert Anspannungen, Steifheit, Krämpfe und Muskelschmerzen. Ideal zur Muskeldehnung vor und nach dem Sport. Schmerzstillend, entkrampfend, blutkreislauffördernd bei der Behandlung von Rheuma, Arthritis, Perioden- und Kopfschmerzen und bei Wasseransammlungen und Krampfadern. Stark antimikrobiell bei Krankheiten der Atemwege (Nebenhöhlen-, Mandelentzündung, Asthma, Erkältung, Grippe), löst Stauungen, klärt den Kopf. Als Verdauungshilfe bei Blähungen, langsamer Verdauung und Durchfall. Verbessert eine schlechte Leberfunktion, normalisiert einen hohen Cholesterinspiegel. Bei schlechtem Haarbild, frühzeitigem Haarausfall aufgrund von Stress und bei Schuppen, wirkt Rosmarin verbessernd, bei fettigem Haar wirkt er adstringierend. Bei niedrigem Blutdruck (erhöht/normalisiert), einem vorübergehenden Verlust von Nervenfunktionen, bei Taubheitsgefühlen.
Stimmungsbeeinflussende Eigenschaften: Bei Depressionen aufgrund von Erschöpfung, bei Apathie, allgemeiner Langsamkeit, für die Rekonvaleszenz.
Gegenanzeigen: Nicht in der Schwangerschaft, bei Epilepsie, hohem Blutdruck oder während einer homöopathischen Behandlung verwenden. Kann empfindliche Haut reizen, nicht mehr als 2 bis 3 Tropfen auf 30 ml Massage-Basisöl geben.

Schwarzer Pfeffer *(Piper nigrum)*
Seine Wirkung als Aphrodisiakum ist auf die wärmenden, stimulierenden Eigenschaften zurückzuführen.
Wirkung auf den Körper: Schmerzstillend bei Muskel-, Nerven-, Zahn- und Magenschmerzen. Kreislaufanregend, hilft bei Frostbeulen, blauen Flecken, Frösteln und einem schwachen Muskeltonus. Kann erhöhte Temperatur senken, das Immunsystem stärken. Antiseptisch, antimikrobiell, auswurffördernd, besonders hilfreich bei chronischem Katarrh. Entkrampfend, entwässernd, stimuliert eine langsame Verdauung und wirkt gegen Verstopfung, bei Blaseninfektionen und bei der Entgiftung. Appetitanregend, erhöht die Energie, angezeit bei Blutarmut und daraus resultierender Müdigkeit.
Stimmungsbeeinflussende Eigenschaften: Antidepressiv, stimuliert die Gefühle, löst unterdrückten Ärger und Frustration, fördert die Vitalität. Befreit von Apathie und Gleichgültigkeit.
Gegenanzeigen: Kann empfindliche Haut reizen, nur in kleinen Mengen verwenden (1 Tropfen für ein Vollbad, 2 Tropfen in Massagemischungen).

Teebaum *(Melaleuca alternifolia)*
Ein einzigartig vielseitig verwendbares medizinisches Öl.
Wirkung auf den Körper: Antiviral, antibakteriall, antimykotisch. Einsetzbar bei vielen Krankheiten: Erkältungen, Grippe, Bronchitis, Nebenhöhlenentzündung, Mandelentzündung, Keuchhusten, Schuppen, Fußpilz, Akne, Warzen, Spulwürmer, Windpocken, Gürtelrose und Harnwegsinfektionen. Mit Vorsicht auch pur in kleinen Dosen auf Hautunreinheiten, Stiche, Schnitte, Warzen und Bläschenausschlag etc. aufgetragen – im Zweifel einen Hautverträglichkeitstest gemacht werden. Stärkt die Immunabwehr, verhindert Infektionen bei schwachen Systemen, ins-

besondere Candida (Pilzkrankheiten, Magenschmerzen etc.) und beschleunigt den Heilungsprozess.
Stimmungsbeeinflussende Eigenschaften: Nützliches Stimulans bei Schock, nervöser Erschöpfung und Hysterie; moralischer Stimmungsmacher.
Gegenanzeigen: Kann empfindliche Haut in stärkeren Dosierungen als 1-prozentiger Verdünnung reizen. Gegenreaktionen häufig beim Einsatz unreiner Teebaumöle.

Thymian *(Thymus vulgaris)*
Vom Thymian gibt es mehr als 300 verschiedene Arten.
Wirkung auf den Körper: Antimikrobiell, auswurffördernd, bei Bronchitis, Lungenentzündung, Erkältungen, Husten und Grippe (zusammen mit Eukalyptus und weiteren Ölen inhaliert) zu empfehlen. Blutkreislauf stimulierend, bewährt bei Arthritis, Rheuma, Ischias, Muskelkater und -schmerzen. Erhöht zu niedrigen Blutdruck, wehrt Infekte ab, regt die Produktion weißer Blutkörperchen an. Gut bei Lethargie und Apathie sowie während der Rekonvaleszenz.
Stimmungsbeeinflussende Eigenschaften: Stärkt die Vitalität und ein allgemeines „Ich-Bewußtsein".
Gegenanzeigen: Während der Schwangerschaft, bei hohem Blutdruck und empfindlicher Haut vermeiden. Nur verdünnt in kleinen Mengen verwenden (1 Tropfen pro 30 ml Massage-Basisöl).

Wacholderbeere *(Juniperus communis)*
Äußerst vielseitiges Öl, wurde von alten Kulturen zur Abschreckung des Bösen verwendet.
Wirkung auf den Körper: Entgiftend, besonders wohltuend bei Zellulitis, Flüssigkeitsansammlungen, Krampfadern, Arthritis, Gicht. Es regt die Verdauungssäfte an, lindert Magenverstimmungen, Blähungen und leichte Magenschmerzen; hilfreich bei Katerstimmung. Adstringierend und antiseptisch, geeignet bei fettigem Haar, fettiger Haut und bei bestimmten Ekzemarten, Dermatitis, Psoriasis und Akne.
Stimmungsbeeinflussende Eigenschaften: Auf körperlicher wie auch emotionaler Ebene energetisch reinigend. Kann für die Läuterung von Räumen vor einer Meditation oder Entspannung eingesetzt werden. Reinigt eine negative Atmosphäre. Allgemein als Kräftigungsmittel bei nervöser Anspannung, Sorgen, schlechtem Gedächtnis, Jet-Lag oder mangelnder geistiger Klarheit.
Gegenanzeigen: Nicht während der Schwangerschaft, für Babys, kleine Kinder oder bei Nierenschäden, akuten Nieren- und Blasenentzündungen einsetzen. Vorsicht bei empfindlicher Haut. Nicht regelmäßig über längere Zeit anwenden.

Zedernholz *(Zedrus atlantica)*
Zedernholz-Öl ist wahrscheinlich das erste vom Menschen gewonnene Öl; es wurde von den Ägyptern im großen Rahmen zur Mumifizierung und für Kosmetik und Arzneimittel eingesetzt.
Wirkung auf den Körper: Durch seine entkrampfenden Eigenschaften wirkt es bei Atemwegsinfekten wie auch bei Genital- und Harnwegsinfekten. Stimuliert den Kreislauf, lindert arthritische Zustände und Lymphstau, wirkt adstringierend bei fetter Haut und fetten Haaren und hilft bei Schuppen. In sehr geringen Dosen kann es die Heilung bei Ekzemen, Schuppenflechte und Dermatitis verbessern. Hinweis: Machen Sie einen Hautverträglichkeitstest, da das Öl auch reizen kann. Zedernholz-Öl beruhigt Insektenstiche und wirkt insektenabwehrend.
Stimmungsbeeinflussende Eigenschaften: Wirkt harmonisierend auf die Gefühle, löst Spannung und Aggressionen und trägt zur Entspannung und einer gelassenen Haltung bei.
Gegenanzeigen: Nicht während der Schwangerschaft anwenden; kann empfindliche Haut reizen.

Zitrone *(Citrus Limonum)*
Wird traditionell zum Parfümieren von Kleidung und zur Insektenabwehr eingesetzt.
Wirkung auf den Körper: Zitrone wirkt sehr stark antibakteriell und antiseptisch und ist so ein nützliches Duftöl im Krankenzimmer, wo es gegen die Ausbreitung von Infektionen wirkt. Es stärkt das Immunsystem und beschleunigt die Rekonvaleszenz durch die Steigerung der Produktion von weißen Blutkörperchen, dem Abwehrsystem des Körpers. Das Öl wirkt entstauend und ist damit angezeigt bei Bronchitis, Grippe, Husten und Erkältung. Zitrone ist entgiftend und neutralisierend bei einem Säureüberschuss in den Gelenken (Arthritis, Gicht, Rheumatismus) und im Verdauungstrakt (Verdauungsstörungen, Magengeschwüre). Es unterstützt die Verdauung, stimuliert und kräftigt Pankreas, Magen, Leber und Gallenblase. Zitrone wirkt entwässernd bei Wasseransammlungen, insbesondere in Zusammenhang mit einem schwachen Kreislauf. Adstringierend und kräftigend wirkt das Öl vorteilhaft bei Krampfadern, Hämorrhoiden, Venenbruch und Zellulitis. Zitrone kann bei hohem Blutdruck helfen, auch bei Anämie entgegenwirken, und sie hilft durch die adstringierenden Eigenschaften, überschüssige Talgproduktion auszugleichen, die zu fettiger Haut und Hautunreinheiten führt.
Stimmungsbeeinflussende Eigenschaften: Fördert geistige Klarheit und Wahrnehmung und ein feines spirituelles Bewusstsein; lindert innerlichen Streit, Konflikte oder Verwirrung.
Gegenanzeigen: Kann empfindliche Haut reizen und ist phototoxisch, daher sollte Zitrone vor dem Sonnenbad oder Solariumbesuch nicht verwendet werden. Diese Eigenschaften verstärken sich bei älteren Ölen, die bereits stärker oxidiert sind. Verwenden Sie das Öl innerhalb der ersten sechs Monate normal in Verdünnungen, danach nur noch in der Duftlampe.

Zypresse *(Cupressus sempervirens var. sticta)*
Im alten Ägypten und bei den Römern wurde die Zypresse mit dem Tod und dem Leben danach in Verbindung gebracht, daher ihr lateinischer Name *sempervirens*, was soviel wie „ewiglebend" heißt.
Wirkung auf den Körper: Zypresse wirkt adstringierend auf die Haut und bei vielen Krankheitszuständen, bei denen ein Zuviel an Körperflüssigkeit eine Rolle spielt. Ihre krampflösenden antiseptischen und entstauenden Eigenschaften bewähren sich besonders bei Asthma, Sinusitis, Bronchitis, Kehlkopfentzündung und Reizhusten. Das Öl wirkt sowohl gegen Muskelkrämpfe und arthritische sowie rheumatische Beschwerden, als auch bei Magenbeschwerden und Periodenschmerzen. Bewährt hat es sich zudem als Hormonregulativ, insbesondere bei Menstruationsproblemen. Das Öl desodoriert und verhindert übermäßiges Schwitzen. Kreislaufanregend, hilft es gegen Krampfadern, einen allgemein schlechten Kreislauf und bei Hämorrhoiden.
Stimmungsbeeinflussende Eigenschaften: Es läutert, reinigt und schützt auf seelischer Ebene und wirkt beruhigend bei unkontrollierten Weinkrämpfen und Hysterie. Zypresse ist das Mittel der Wahl gegen Stresssymptome und Nervosität, die sich in Ärgerausbrüchen und Frustration äußern.
Gegenanzeigen: Das Öl sollte nicht während der Schwangerschaft verwendet werden, bei hohem Blutdruck oder bei Krebsleiden.

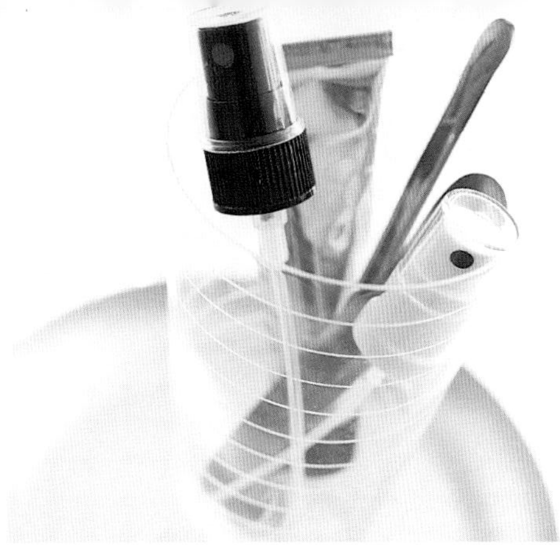

Verwendete Literatur

Axel Meyer, *Das kleine Lexikon der Düfte,* Taoasis 1998
Gabriel Mojay, *Aromatherapie für die Seele,* Goldmann 1999
Shirley Price, *Praktische Aromatherapie,* Urania 1992
Beate Rieder/Fred Wollner, *Duftführer,* Taoasis 1992
Robert B. Tisserand, *Das Aromatherapie-Heilbuch,* Windpferd 1993
Andrew Weil, *Heilung aus eigener Kraft,* Goldmann 1997
Ätherische Öle – das große Erlebnismagazin, Primavera-Life 1998

Büchertipps

Paul C. Bragg/Patricia Bragg, *Wunder des Fastens,* Fit fürs Leben Verlag 1998
Jean Carper, *Wundermedizin Nahrung,* Econ 1996
Kenneth Cohen, *Qi Gong,* Krüger 1998
Nicola Hall, *Reflexzonenmassage,* Goldmann 1998
Ortrud Kenngott, *Gesunde Atemwege,* Hädecke Verlag 1991
Frank B.Leder/Kali S. von Kalckreuth, *TouchLife,* Fit fürs Leben Verlag 1999
Clare Maxwell-Hudson, *Das große Buch der Massage,* Bechtermünz 1992
Victoria Moran, *Streicheleinheit Essen,* Fit fürs Leben Verlag 1997
Lynne Robinson/Thomas Gordon, *Pilates Workout,* Mosaik 1999
Heinz Schilcher, *Das kleine Heilkräuter-Lexikon,* Hädecke Verlag 1999

Adressen, die weiterhelfen

Hier finden Sie eine Auswahl von Produzenten natürlicher ätherischer Öle (ohne Anspruch auf Vollständigkeit):

ALVA umweltschonende Produkte GmbH
Hansastr. 91, 49134 Wallenhorst
Tel. 0 54 07 / 84 10
Fax 0 54 07 / 84 12 95
alva-gmbh@t-online.de

Chrütermännli / Pharma Brutscher
Bruck 13, 78355 Hohenfels
Tel. 0 75 57 / 92 02 0
Fax 0 75 57 / 92 02 10
www.pharmabrutscher.de

Lakshmi Kosmetik
Klosterhof, 41844 Wegberg
Tel. 0 24 36 / 23 81
Fax 0 24 36 / 24 74
Lakshmi-Kosmetik@t-online.de

Primavera Life, Vertrieb und Export von ätherischen Ölen GmbH
Am Fichtenholz 5, 87477 Sulzberg
Tel. 0 83 76 / 80 80
Fax 083 76 / 80 839
info@primavera-life.de
www.primavera-life.de

Taoasis GmbH
Aroma-Kosmetik & Verlag
Bismarkstr. 23, 32657 Lemgo
Tel. 0 52 61 / 93 830
Fax 0 52 61 / 93 83 21
www.taoasis.de

Tautropfen Naturkosmetik
Silvia + Rainer Plum GmbH & Co.KG
Bahnhofstr. 5, 83119 Obing am See
Tel. 0 86 24 / 87 85 0
Fax 0 86 24 / 87 85 2
tautropfen.naturkosmetik@t-online.de

Sonnentag Natur pur
Schleifweg 3, 69126 Heidelberg
Tel. 0 62 21 / 30 13 20
Fax 0 62 21 / 37 51 34
sonnentagbox@hotmail.com
www.sonnentag-online.de

Die folgenden Auswahl listet Naturversender auf, über die Sie ätherische Öle beziehen können (ohne Anspruch auf Vollständigkeit):

Aroma Corner, Thomas Krummer
Riebelsdorfer Weg 7, 34626 Neukirchen
Tel. 0 66 94 / 91 01 69
Fax 0 66 94 / 91 01 69
info@aromacorner.de
www.aromacorner.de

Blauer Planet GmbH
An der Michaeliskirche 21
34346 Hann Münden
Tel. 0 55 45 / 18 28
Fax 0 55 45 / 31 8
Blauer.Planet@t-online.de
www.Blauer-Planet.de

B & W Naturpflege Fachversand
Grenzweg 7–53, 42555 Velbert
Tel. 0 18 05 / 23 45 45
Fax 0 18 05 / 23 41 41
info@naturpflege.de
www.naturpflege.de

Eine Welt-TEAM Versand
Postfach 11 33, 49153 Bohmte
Tel. 0 54 71 / 95 66 66
Fax 0 54 71 / 95 66 99
www.team-versand.de

Oase Naturprodukte Handels GmbH
Neuburger Str. 47, 86167 Augsburg
Tel. 08 21 / 72 16 05
Fax 08 21 / 72 17 05
oase@lebensecht.de

Naturdrogerie Gödiker
Warendorfer Str. 10, 49196 Bad Laer
Tel. 0 54 24 / 64 49 34
Fax 0 54 24 / 64 49 35
goediker@t-online.de
www.naturdrogerie-goediker.de

Waschbär
Umweltprodukte Versand GmbH
Abrichstr. 4, 79108 Freiburg
Tel. 01 80 / 58 27 210
Fax 07 61 / 13 06 150
kundenservice@waschbaer.de
www.waschbaer.de

Weitere Adressen zum Thema Aromatherapie in Ihrer Nähe finden Sie auch in der Adressdatenbank www.eco-address.de.

Kontaktadressen mit Informationen über Therapeuten oder Ausbildungsmöglichkeiten in Ihrer Nähe:

Forum Essenzia eV
Meier-Helmbrecht-Str. 4, 81377 München
Tel. 089 / 71 45 391
Fax 089 / 71 03 99 29

Norddeutscher Raum:
Institut lebendige aromakunde Berlin
Hilssteig 40, 14163 Berlin
Tel. 030 / 81 32 817
Fax 030 / 81 49 61 78

Vereinigung für Aromatologie und Aromatherapie
Eugen-Wyler-Str. 5, CH - 8302 Kloten

Adressen von Aromatherapeuten in der Schweiz finden Sie im Internet unter: www.gesund.ch/verzmeth/aroma.htm

Für weitere Fragen, Adressen und Literaturtipps stehen wir Ihnen gerne mit unserem Leserservice zur Verfügung:

NaturaViva Verlags GmbH
Leserservice, Postfach 1203
D - 71256 Weil der Stadt
naturaviva@t-online.de

Sachregister

Danksagung

Wie immer, danke ich meiner Familie und meinen Freunden, die mich in der vergangenen, wirklich herausfordernden Zeit konsequent unterstützten und ermutigten. Dominique und James Colthurst, Barbara Day, Miranda Dowie, Lisa Rutter, Emily Bone, Sheila Coote, Philip Tanswell, Sharon Sheargold, Diana Thomas, Emma Corke und Jean Rodgers leisteten alle genau zur richtigen Zeit ihren persönlichen Beitrag, und ich werde mich immer glücklich schätzen, sie zu kennen. Karen Sheargold verdient für ihre Nachtschichten eine Goldmedaille, es war großartig, mit ihr zusammenzuarbeiten. Charles Wells von „Essentially Oils" erwies sich als unerschöpfliche Informationsquelle auch für schwer verständliche Informationen, die er immer gutgelaunt und freundlich übermittelte. Auch danke ich Shean Marshall, die mich in die wunderbare Welt der Naturheilkunde einführte und damit bis heute mein Leben rettete und in eine neue Richtung lenkte. Meinen Dank und meine Anerkennung spreche ich auch Maria Ball vom Raworth Centre in Dorking aus, für die hervorragende Grundlage, die sie mir mit meiner ersten Aromatherapie-Ausbildung vor 10 Jahren gab, und auch für ihre andauernden Ratschläge, ihre Unterstützung und Ermutigung.

Die Herausgeber danken Frazer Wilson und Kimberley Watson dafür, dass sie ihre Wohnungen für Fotoaufnahmen zur Verfügung stellten, sowie Sue Parker für die Herstellung der Seiten 20 bis 23.

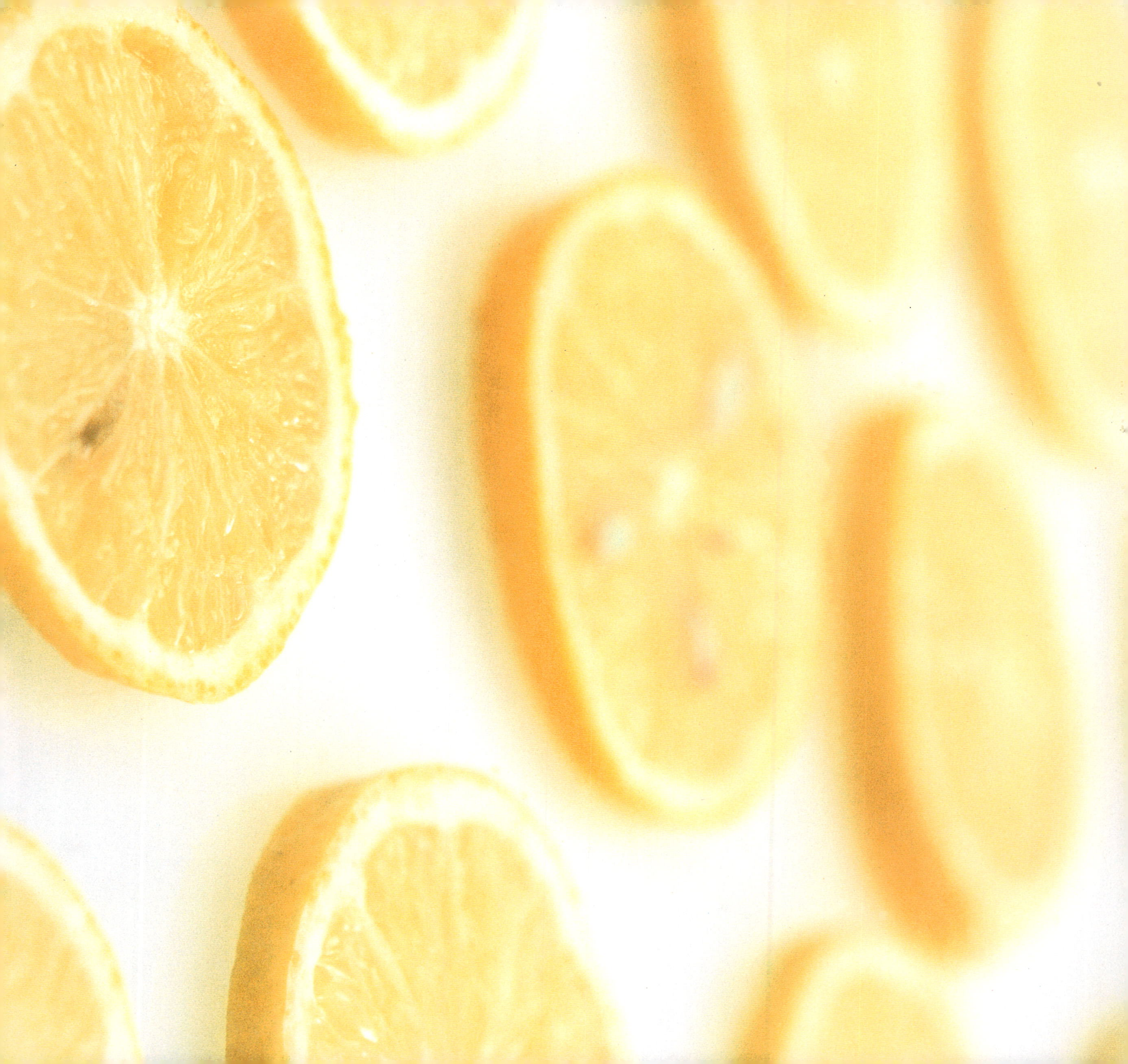